肺部结节，你不要怕

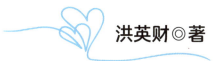

洪英财◎著

深圳出版社

图书在版编目（CIP）数据

肺部结节，你不要怕 / 洪英财著 . -- 深圳 : 深圳
出版社 , 2025. 4. -- ISBN 978-7-5507-4253-6

Ⅰ . R563-49

中国国家版本馆 CIP 数据核字第 20256RB149 号

肺部结节，你不要怕
FEIBU JIEJIE， NI BUYAO PA

责任编辑　南　芳

责任校对　张丽珠　黄　腾

责任技编　郑　欢

装帧设计　字在轩

出版发行　深圳出版社

地　　址　深圳市彩田南路海天综合大厦 （518033）

网　　址　www.htph.com.cn

订购电话　0755-83460239（邮购、团购）

设计制作　深圳市字在轩文化科技有限公司

印　　刷　中华商务联合印刷（广东）有限公司

开　　本　787mm×1092mm　1/16

印　　张　14.5

字　　数　200 千字

版　　次　2025 年 4 月第 1 版

印　　次　2025 年 4 月第 1 次

定　　价　68.00 元

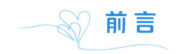

当听到"肺部结节"这个词时，很多人可能会感到恐惧和不安。但请相信，看完这本书，您对肺部结节将不再那么害怕，因为恐惧往往源于未知，而知识是消除恐惧的最好武器。因此，我编写了这本书——《肺部结节，你不要怕》，旨在为广大读者提供全面、准确、易懂的肺部结节知识，帮助大家更好地认识、预防和应对这一健康问题。

肺部结节是一种常见的肺部病变，其形成原因多样，包括遗传、环境和生活习惯等因素。虽然许多肺部结节是良性的，但也有一些可能是恶性病变的前兆。因此，对于肺部结节的认识和正确处理至关重要。

在这本书中，我将从肺部结节的基本概念讲起，带您了解它的分类、症状、病因及风险因素。接着，我将深入探讨如何诊断肺部结节。在了解了肺部结节的基本知识后，我将进一步介绍各种治疗方法，包括保守治疗、手术治疗、消融治疗、药物治疗等，以及患者在日常生活中的注意事项和康复之路。同时，我还特别关注患者的心理调适和家属的关爱与支持，帮助患者和家属共同面对这一挑战。此外，书中还对各种常见的问题进行了解答，以帮助大家消除恐惧和误解。

希望通过这本书，读者能够全面了解肺部结节的相关信息，从而在日常生活中做好预防和应对措施。在编写本书的过程中，我力求语言通俗易懂，内容科学准确。本书所提供的信息均来源于当前临床的共识和实践，然而，由于医学领域的不断发展，一些观点和建议可能会随着时间的推移而发生变化。因此，读者在阅读本书时，也应结合自己的实际情况和专业医生的意见，做出最适合自己的判断和选择。

希望这本书能为您带来有用的信息和启示，祝您身体健康，生活愉快！

洪英财

2025 年 1 月

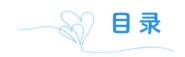

目录

第二章

如何诊断肺部结节

探索肺部结节之谜

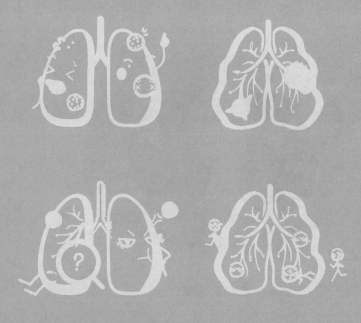

认识神秘的肺部结节

一、肺部结节的定义

首先，应该明确一点，肺部结节并不是一种独立的病，而是一种影像学表现，很多肺部疾病都可能表现为肺部结节。简单地说，当我们去医院或者体检机构进行肺部检查时，CT 上可能会显示出一些大小各异、边缘模糊或者清晰、直径小于等于 3 厘米的小圆点，这就是我们所说的肺部结节。

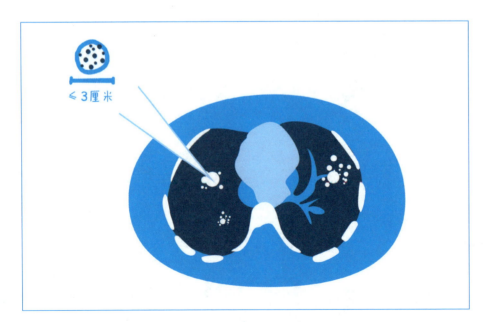

图1-1 肺部结节的定义

我们可以把肺部结节想象成肺里长了"小疙瘩"，就像我们皮肤上可能会冒出痘痘或者留下疤痕一样。肺部结节可能是由于炎症、感染、外伤等引起的"小肉粒"，也有一些可能是炎性假瘤、错构瘤、结核球等病变引起的，这些都不是恶性的。这里要强调一点，大部分肺部结节都是良性的，对我们的健康并没有什么影响。那么，为什么我们要重视肺部结节？这是因为，有时候，这些小疙瘩可能是一些恶性疾病的早期迹象，比如肺癌。

为了使读者对肺部结节的概念更加清晰，以方便阅读本书，在开始讨论肺部结节之前，我们先简单了解如何区分肺部结节、肺部肿瘤、肺癌、肺部囊肿，以及它们之间的关系。

1. 肺部结节、肺部肿瘤、肺癌都像实心球，是实性的，而肺部囊肿像充满了液体的气球，它就像一层膜包着一泡水。

2. 肺部结节和肺部肿瘤的区别就是大小不同，肺部结节直径小于等于 3 厘米，肺部肿瘤直径大于 3 厘米。

3. 肺部结节包括良性结节和恶性结节，肺部肿瘤包括良性肿瘤和恶性肿瘤。

4. 肺癌是恶性的，肺部囊肿是良性的。

5. 直径小于等于 3 厘米的肺癌属于肺部恶性结节的一种，直径大于 3 厘米的肺癌属于肺部恶性肿瘤的一种。

少数情况下，肺癌中间可以不是实心的，有空泡，长得像肺部囊肿。

对于肺部结节，我们在战略上要藐视它，但在战术上要重视它。也就是说，在观察期间，基本可以完全正常地生活和工作，大可不必担心，但不要忘记定期检查，以便医生能够在必要的时候采取治疗措施，确保治疗效果，避免引发严重后果。

二、肺部结节长什么样

肺部结节总体上呈圆形或者类圆形，但具体来说，有各种不同的样子。有的边界清晰，有的边界模糊；有的密度均匀，有的密度不均匀。

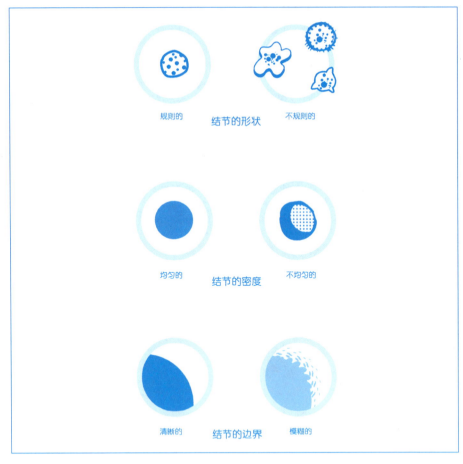

图1-2 肺部结节长什么样

在 CT 片上看的时候，它们可能呈现为不同的形状：有的是完全实性的，类似我们的煮鸡蛋；有的是由部分实性和部分磨玻璃混合的，类似我们的煎蛋或者中间是蛋黄、周围是蛋白的太阳蛋；还有的是完全磨玻璃密度，没有实性的成分，类似去掉蛋黄的太阳蛋。

那些部分实性的结节，有点像混有杂质的玻璃球，相对恶性的概率比较高，需要我们特别关注，定期进行复查。另外，结节的一些特征，比如大小、形状、边缘、与血管和支气管的关系，以及生长速度等，对医生来说都是判断结节性质的线索。

良性结节通常看起来比较规则，就像是一个个圆圆的或者椭圆形的小球，边缘光滑，密度均匀，大小相对稳定。而恶性结节则可能形状各异，有的像花一样有好几瓣，形状不规则；有的像仙人球，边缘有些毛刺、尖角之类的。恶性结节密度可能不均匀，还有可能出现空泡之类的情况，也可能和血管、支气管有很密切的关系。恶性结节也可能在短时间内明显增大。

简单说，就是良性的结节看起来规规矩矩，而恶性的结节可能会有点儿古怪。

三、肺部结节为什么会出现

很多人检查出自己有肺部结节时，一般都会有一个疑问：我为什么会长肺部结节，它是怎么形成的？

这个问题的答案，我们可以用一句话来概括：肺部结节的形成不是单一因素造成的，也不是一朝一夕的事情，是多种因素长时间互相作用的结果。

这些因素通常有：吸烟、二手烟、厨房油烟、污染的空气、家族遗传、室内装修、工作环境里的暴露、感染、失眠以及内向的性格等。

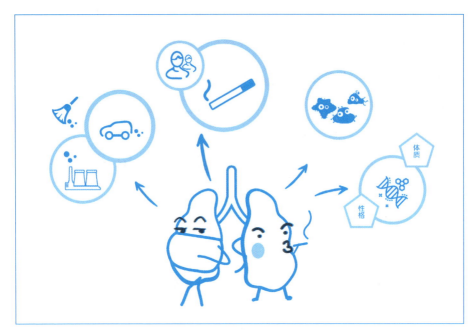

图1-3 肺部结节为什么会出现

最普遍的情况是长期吸烟，因为烟里的焦油、尼古丁等物质会损害肺部组织，引起炎症和损伤，最终形成结节。同时，吸烟对原有的结节也会产生不好的影响。

另外，厨房油烟、空气污染、病毒和细菌感染也可能导致肺部结节的出现。遗传和工作环境的影响也可能增加患上肺部结节的风险。从中医的角度来看，有些体质比如肝郁体质、湿热体质、气虚体质的人可能更容易患上肺部结节。

厨房油烟对肺部结节
患者有哪些危害

就是说，肺部结节是各种因素长时间在一起互相影响导致的结果，并非一定能够明确是哪个单一的因素直接造成的。

肺部结节，你不要怕

四、一些跟肺部结节相关的因素

1. 感染

有些时候，肺部结节可能是由于感染引起的，比如病毒、细菌、支原体、结核菌或真菌等。当你感觉呼吸出现问题时，可能需要检查一下是不是这些小东西惹的祸。

2. 工作环境

有些工作环境可能会让你的肺受伤，比如吸入了大量的尘埃，可能导致肺尘埃沉着病；长时间接触钛和铝等金属，可能有中毒的风险。所以，如果你的工作环境有点"毒"，就要特别留意肺部的情况。

3. 其他肿瘤

肺部结节也可能和身体其他部位的肿瘤有关系，比如从身体其他器官的癌症转移到肺部形成结节，我们叫转移瘤。另外有一种血液病叫淋巴瘤，它表现为全身不同地方的淋巴结肿大，同样的道理，它在肺部的肿大淋巴结看起来也是肺部结节。这就是说，肺部结节也可能是严重恶性肿瘤的信号之一。

4. 结核

肺结核有一种类型叫粟粒样结核，它是因为结核菌的感染，导致肺部到处布满小结节，这种情况通常伴随着低热、乏力等症状。

当然，还有其他很多少见的疾病也可以表现为肺部结节。

　　总之，肺部结节和这些相关的因素可能有密切的关系，特别是当你感觉呼吸出现问题的时候，要及时找专业人士检查。

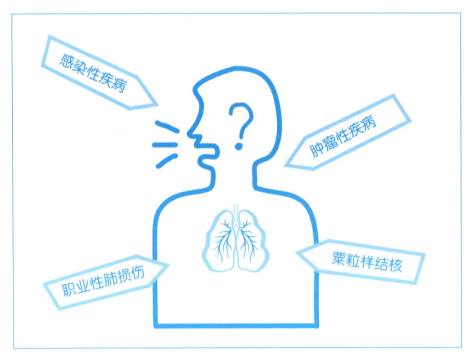

图1-4 一些跟肺部结节相关的因素

肺部结节的类型揭秘

一、根据大小进行分类

1. 微小结节

直径小于 5 毫米的肺部结节，就像肺里的小点点一样，真的很小。

2. 小结节

如果直径在 5 毫米到 10 毫米之间，那就是小结节了，相当于肺里有一颗小糖豆，还是相对较小。

3. 结节

当直径在 10 毫米到 30 毫米之间时，我们称之为结节，有点像肺部长了个小石头。

但要注意，如果病变的直径超过 30 毫米，比较大了，那就不再被称为结节了，而是升级成了肿块。

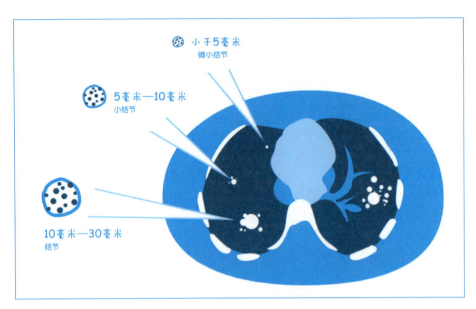

图 1-5　根据大小进行分类

二、根据密度进行分类

1. 实性结节

实性结节在 CT 图像上看起来是白白的小点点或者小块块，非常密实。这种结节可能是因为肿瘤、感染或其他疾病引起的。

2. 部分实性结节

部分实性结节是半透明的，在 CT 图像上呈现为白色和灰色混合的区域。这种结节可能是好的也可能是坏的，我们需要更多的检查来确定具体是什么情况。

3. 磨玻璃结节

磨玻璃结节就是在 CT 图像上看起来是一片模糊的白色区域，但你还可以看到下面的肺结构。这种结节可能是由感染、炎症引起的，也可能是肺癌早期阶段的病变引起的。

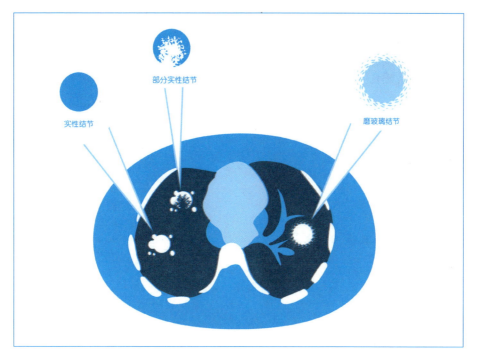

实性结节

部分实性结节

磨玻璃结节

图1-6 根据密度进行分类

三、根据性质进行分类

1. 良性结节

良性结节是由一些非癌性原因引起的，比如肺结核、炎症、钙化灶、纤维增生或者肺血管畸形等。它们通常不太危险。

2. 恶性结节

恶性结节是由癌细胞引起的，譬如肺癌、淋巴瘤。这种类型的结节可能造成比较严重的后果，需要更多的关注和处理。

3. 不确定性结节

不确定性结节就是在影像学检查中无法确定其性质的肺部结节。为了搞清楚，我们可能需要进一步检查和评估。

4. 转移性结节

转移性结节是指其他部位的器官得了癌症，然后癌细胞转移到肺部形成的结节，譬如乳腺癌肺转移。这种情况需要特别注意，因为它可能是身体其他地方的癌症蔓延到肺部的迹象，是最严重的。

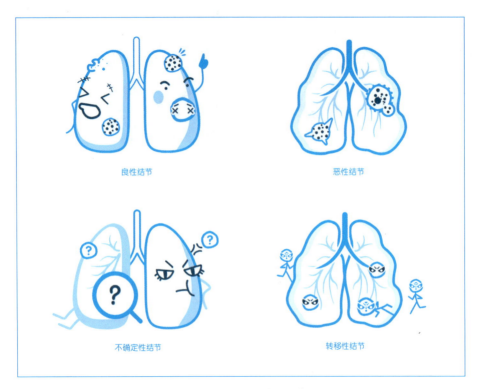

良性结节　　　　　　　　　　　　恶性结节

不确定性结节　　　　　　　　　　转移性结节

图1-7　根据性质进行分类

四、根据位置进行分类

1. 中心型

这种结节靠近中间，也就是我们通常说的，长得很深，在肺门附近，靠近支气管和血管，就好比住在城市中心，离交通要道比较近。这种类型的结节可能和中央气道阻塞、咳嗽、咯血之类的症状有关。

2. 周围型

这种结节就像住在肺的四周，也就是我们通常所说的长得比较靠边，离肺门、支气管和血管比较远，就好比住在城市的郊区，离喧嚣远一些。这种类型的结节可能和肺部感染、结核或者一些肿瘤之类的疾病有关。

3. 弥漫型

弥漫型结节散布在肺部的各个地方，数量多、大小不一，就好比住在整个城市的各个区域。这种类型的结节可能和尘肺病、肺部炎症、转移瘤之类的疾病有关。

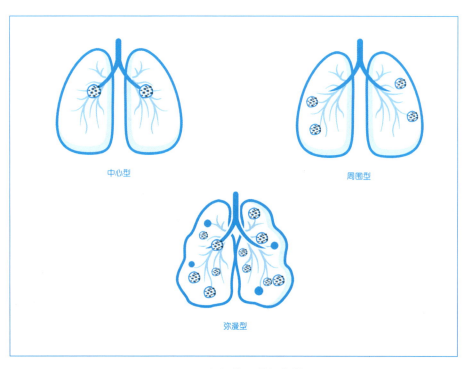

中心型

周围型

弥漫型

图 1-8　根据位置进行分类

五、哪些肺部结节可能属于高危结节

哪些肺部结节可能比较危险，我们可以根据以下几点进行判断：

1. 结节的大小

通常来说，结节越大，风险越大，结节直径大于 8 毫米，尤其是大于 15 毫米的，可能是高危结节，有可能是恶性结节。

2. 结节的形状

如果结节形状不规则，边缘有毛刺、棘突，或者有分叶的，或者胸膜有凹陷的，可能是高危结节，存在是恶性结节的风险。

3. 结节的生长速度

如果实性结节在短时间内明显增大，或者磨玻璃结节缓慢增大，有可能是恶性结节，也可能是高危结节。

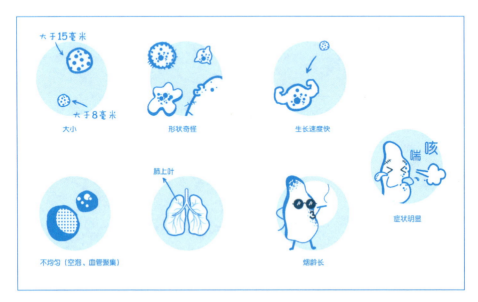

图 1-9　哪些肺部结节可能属于高危结节

4. 结节的密度

结节密度不均匀，内部有空泡或者血管聚集、支气管影的，可能是高危结节，存在是恶性结节的风险。

5. 结节的位置

结节位于肺的上叶相对较高危，当然也有很多高危结节位于肺的下叶。

6. 患者的年龄和吸烟史

年龄较大，有长期吸烟史的患者，高危结节的概率更大。

7. 伴随症状

如果结节伴随着咳嗽、咳痰、咳血、胸痛、体重下降等症状，也可能是高危结节，存在是恶性结节的风险。

六、哪些肺部结节可能属于低危结节

哪些结节可能相对比较安全，我们可以根据以下几点进行判断：

1. 结节的大小

通常来说，结节直径小于或等于 5 毫米的，可能是低危结节，因为其恶性的风险只有 0.4% 左右。

2. 结节的形状

如果结节是圆形或椭圆形，边缘清晰光滑，或者结节内有钙化，可能是低危结节，恶性的风险较低。

3. 结节的生长速度

如果结节长期保持稳定，没有明显增大的趋势，可能是低危结节，恶性的风险较低。譬如随访 2 年没有增大的实性结节，或者随访 5 年没有增大的亚实性结节，考虑为良性结节的可能性大。

4. 结节的密度

结节的密度均匀，没有空泡或血管影，可能是低危结节，恶性的风险较低。

5. 结节的位置

结节位于肺的下叶，相对较低危，但也要注意，不是所有下叶结节都是低危的。另外，位于叶间裂的结节，多为肺内淋巴结增大，可能是低危结节。

6. 患者的年龄和吸烟史

年龄较小，没有长期吸烟史的患者，结节可能是低危的，恶性的风险较低。

7. 伴随症状

如果结节没有伴随咳嗽、咳痰、咳血、胸痛、体重下降等症状，也可能是低危结节，恶性的风险较低。

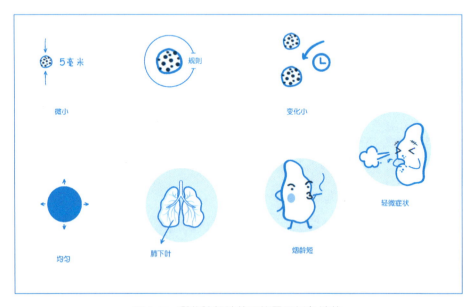

图 1-10　哪些肺部结节可能属于低危结节

肺部结节的预警信号

一、早期症状，进展症状，晚期症状

肺部结节，不管良恶性，在最早期的时候通常没有明显症状，因为它们非常小，可能只有几毫米大，对肺部的周围组织根本没有影响，对全身也没有影响。

随着结节的进展，特别是恶性结节，患者可能会经历以下症状：

1. 早期症状

（1）**轻微咳嗽：** 肺部结节会刺激周围的肺组织和支气管，可能引发轻微的咳嗽，但通常不会引起太多注意。

（2）**无痰或少量痰：** 结节可能导致轻微的痰液增多，如果损伤到结节周围的微小血管，这时痰中可能带有一些血丝。

2. 进展症状

（1）**持续咳嗽：** 结节的增大可能刺激呼吸道，导致持续咳嗽。

（2）**增多的痰：** 结节可能导致咳更多的痰液，咳出的痰液中可能有更多的血丝，甚至可能咳小口的血痰。

（3）**轻微呼吸困难：** 结节可能开始影响肺部功能，导致轻微呼吸困难。

（4）**轻微胸痛：** 结节可能引起轻微的胸痛，但通常不剧烈。

3. 晚期症状

晚期症状一般由恶性结节导致。

（1）**明显呼吸困难**：结节影响肺功能，导致明显的呼吸困难。

（2）**持续性咳嗽和咳痰**：结节可能导致持续性咳嗽和增多的痰，血丝可能更为明显。

（3）**明显胸痛**：结节的进展可能导致较为明显的胸痛。

（4）**明显体重下降**：如果结节是恶性的，而且比较晚期，可能会引起明显的体重下降。

（5）**其他全身症状**：恶性肺部结节可能扩散到其他部位，引起骨痛、头痛、黄疸等全身症状。

这些症状是一般性描述，具体情况因患者个体差异而异。

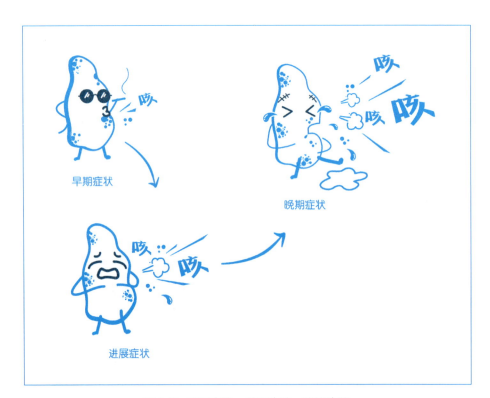

图 1-11 早期症状、进展症状、晚期症状

二、症状与疾病严重程度的关系

肺部结节的症状与肺部结节的性质、疾病严重程度有一定关系。一般来说，严重的肺部结节可能引起更为明显的症状，但个体差异也可能导致表现不同。以下是一些与肺部结节严重程度相关的常见症状：

1. 呼吸困难

如果肺部结节较大，可能会阻塞呼吸道，导致呼吸困难，令人感觉呼吸吃力。

2. 持续性咳嗽

长时间的持续性咳嗽，尤其是伴随痰中带血，可能提示肺部结节是恶性的或存在感染。

3. 胸痛

严重的肺部结节可能损伤肺组织并引起炎症，或者刺激到胸膜，从而导致持续性的胸痛，感觉胸部不适。

4. 喘息和呼吸急促

这些症状可能表示肺部结节已经影响到了正常的呼吸功能，需要及时治疗。

5. 发烧

持续性的高烧可能是肺部感染或其他炎症的迹象，也可能与肺部结节的严重程度有关。

6. 身体虚弱、乏力、食欲减退

这些症状可能表明肺部结节为恶性的，并对整体健康产生了不良影响，需要密切关注。

7. 声音嘶哑

声音变得极度嘶哑可能是恶性肺部结节或者纵隔淋巴结转移影响到喉

返神经，从而影响到声带的结果，声音嘶哑可能是肺癌的症状之一。

8. 颜面、颈部、上肢、下肢水肿等肺外症状

这些症状可能表示肺部结节为恶性结节，并已经扩散到其他器官，病情可能较为严重。

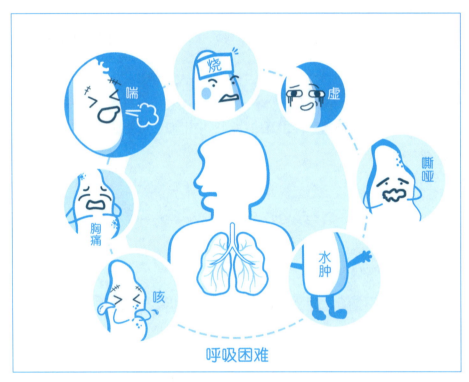

图 1-12　症状与疾病严重程度的关系

揭开结节成因的面纱

一、遗传因素与肺部结节的关系

遗传因素与肺部结节有一定的关联。有些人天生携带一些易感基因，这可能增加他们患上肺部结节的风险。举例来说，一些家族性肺癌患者可能携带 BRCA1 和 BRCA2[①] 等基因的突变，这些突变会提高患上肺癌（包括肺部结节）的风险。此外，一些遗传性疾病，如结节性硬化症、家族性腺瘤性息肉病等，也与肺部结节的发生有关。

然而，大多数肺部结节是由环境因素引起的，比如吸烟、空气污染、职业暴露等。因此，即使拥有易感基因，通过改变生活方式、避免有害环境因素的影响，也能够有效地降低患上肺部结节的风险。戒烟、呼吸新鲜空气、减少职业暴露等措施都是保护肺部健康的重要步骤。

这意味着我们可以通过积极的生活方式和环境管理来降低遗传因素的影响，及时的健康检查和专业医生的建议也对预防和早期发现肺部结节至关重要。

关于肺部结节和肺癌
的遗传风险

---

① BRCA1 和 BRCA2 是两种重要的基因，都拥有抑制恶性肿瘤发生的能力，在调节人体细胞的复制、遗传物质 DNA 损伤修复以及细胞的正常生长方面发挥着重要作用。

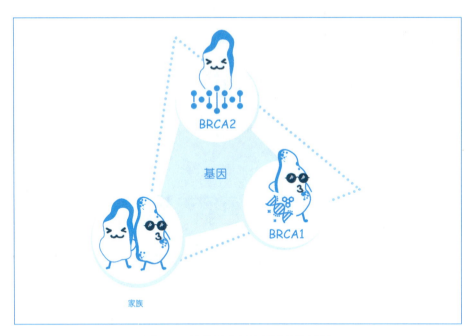

图 1-13　遗传因素与肺部结节的关系

二、环境因素跟肺部结节的关系

1. 空气质量

居住在空气质量差的环境中，比如经常暴露于烟雾、尘埃、化学物质等有害物质的地方，会让我们吸入这些有害物质，刺激肺部组织细胞，从而增加患上肺部结节的风险。

2. 职业暴露

一些职业群体，比如矿工、化工厂工人等，由于长期接触有害物质，会增加肺部结节的发生风险。

3. 感染

肺部感染，如细菌、病毒、真菌等感染，同样是引起肺部结节的原因之一。这些感染会对肺部产生负面影响，增加结节形成的可能性。

4. 二手烟

二手烟是导致肺部结节的重要因素之一。烟草中的有害物质会伤害肺部组织细胞，长期吸二手烟会明显增加患上肺部结节的风险。

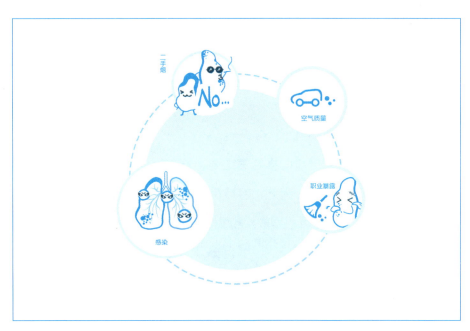

图 1-14　环境因素跟肺部结节的关系

三、生活习惯对肺部结节的影响

1. 吸烟

吸烟是引起肺部结节的主要原因之一，烟草中的有害物质会损伤肺部细胞，长期吸烟会大幅增加患上肺部结节的风险。

2. 运动

适量的运动可以增强肺部功能，提高肺部免疫力，有助于预防肺部疾病，包括肺部结节。保持规律的锻炼习惯对肺部健康大有裨益。

3. 饮食

保持饮食的健康均衡对于维护肺部健康非常重要，应多摄入蔬菜水果和富含蛋白质的食物。同时，尽量避免长期摄入油炸、辛辣、刺激的食物和高脂肪、高糖、高盐的食物，以减少对肺部组织的潜在负面影响。

4. 睡眠

充足的睡眠对于肺部组织的修复和恢复至关重要。良好的睡眠习惯有助于提高肺部的免疫力，因此保持规律的睡眠时间是维护肺部健康的重要一环。

5. 心理健康

积极的心态对肺部健康同样至关重要。长期的焦虑、抑郁或压抑情绪可能对肺部产生不利影响。因此，保持良好的心理健康状态也是预防肺部结节的重要环节。定期进行心理放松和愉悦活动，有助于维持身心平衡。

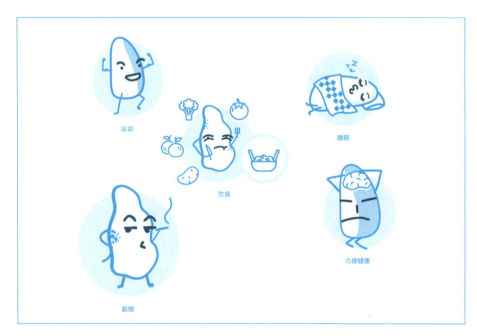

图 1-15　生活习惯对肺部结节的影响

四、哪些人属于高风险人群

1. 吸烟者

吸烟是形成高风险肺部结节的主要因素之一。因为烟草中的有害物质会对肺部组织造成损害，长期吸烟或被动吸烟的人，更有可能患上肺部结节。

2. 老年人

50 岁以上的人，由于年龄增长，肺部出现问题的概率也随之增加。因此，年长者更容易面临患上肺部结节的风险。

3. 患有慢性肺部疾病的人

患有慢性阻塞性肺疾病、肺纤维化、肺结核等慢性疾病的人，他们的肺部已经存在一些问题，更容易出现肺部结节。

4. 长期接触有害物质的人

长期接触有害物质的职业群体，例如矿工、化工厂工人等，由于长时间暴露在有害物质环境中，更容易患上肺部结节。

5. 家族有肺癌或其他肺部疾病历史的人

如果你的家族中有肺癌或其他肺部疾病的病例，你可能面临更高的肺部结节风险。家族遗传因素增加了患病的可能性。

6. 免疫系统受损的人

免疫系统受损的人，如艾滋病患者、器官移植接受者等，由于他们免疫系统功能较弱，难以有效对抗病毒和细菌，因此更容易患上肺部结节。及时关注免疫健康，对于这类人群尤为重要。

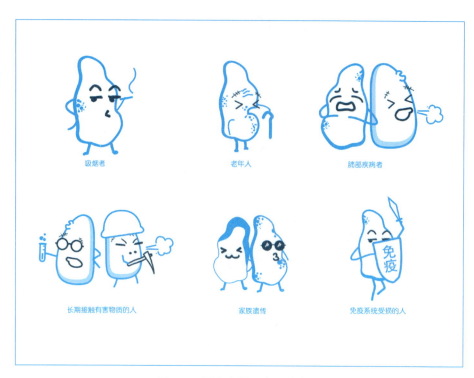

图 1-16 哪些人属于高风险人群

五、高风险人群如何降低肺部结节风险

1. 戒烟

如果你吸烟，戒烟是预防肺部结节最重要的一步。这不仅可以显著减少患上肺部结节的风险，还有助于提升整个身体健康。

2. 避免被动吸烟

尽量避免在有烟雾的地方待的时间过长，因为被动吸烟对肺部健康非常不利。

3. 保持健康的生活方式

多吃蔬菜、水果和高蛋白食物，避免过多的刺激、油腻、甜食和高盐食品。适量运动和保持健康体重同样有助于降低结节风险。

4. 注意空气质量

避免在空气污染严重的地方停留时间过长，如果有条件，使用空气净化器来改善室内空气质量。

5. 避免接触有害物质

从事相关职业的人应加强职业防护，佩戴防护用具，减少有害物质的吸入，有助于降低结节形成的风险。

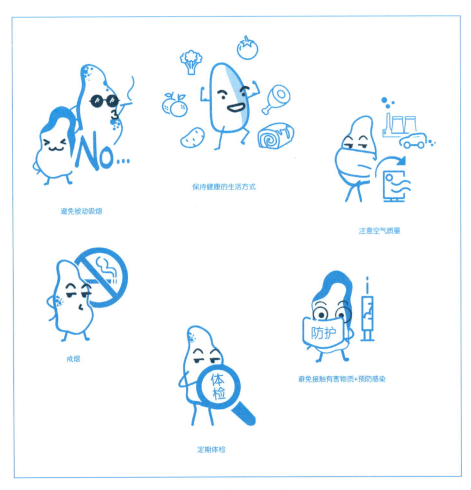

图 1-17 高风险人群如何降低肺部结节风险

6. 定期体检

高风险人群应该定期进行肺部检查，包括胸部 X 光或 CT 扫描等。在必要时进行活检或其他检查，有助于及早发现及诊断肺部结节，提高治愈率。

7. 预防感染

接种肺炎疫苗、流感疫苗等可以降低肺部感染的风险。同时，注意个人卫生和环境清洁也是预防感染的重要步骤。另外，及时治疗感染有助于降低结节形成的可能性。

如何诊断肺部结节

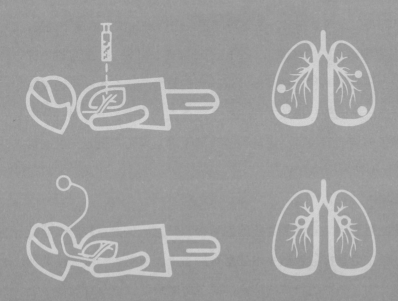

一步一步诊断肺部结节

一、从发现到确诊

肺部结节的诊断通常会经历以下的步骤，这些步骤可以让医生尽早了解结节的性质，并采取适当的治疗措施。

1. 初步筛查

大多数肺部结节是在体检时，使用胸部 X 光或低剂量螺旋 CT 扫描进行初步筛查发现的。这有助于医生发现结节的存在，初步了解其大小、形状和位置等特征。

2. 进一步影像学检查

如果初步筛查发现可疑结节，医生可能建议进行进一步的影像学检查，如薄层 CT、三维重建 CT、增强 CT、PET-CT 扫描或 MRI 等，以更准确地评估结节的性质、恶性概率和严重程度。进一步的影像学检查有助于提供更详细的结节信息。不同的扫描技术可以从不同角度提供更多的信息，帮助医生更全面地了解结节的特征。这些检查有助于确定是否需要进一步的诊断步骤以及选择合适的治疗方案。

3. 病理学确诊

病理学诊断是确定肺部结节性质的最可靠方法之一。大多数表现典型的肺部结节，医生会直接建议做手术或者定期复查。但对于一些临床表现不典型的患者，为了获取更具体的信息，医生可能会建议进行纤支镜检查取得组织活检或细针穿刺活检，从而获得肺部结节的组织样本。这些样本将被送往实验室，通过显微镜下的病理学检查，可以确定结节是良性还是恶性的。此外，病理学诊断有助于确定结节的具体类型和分级，为制订后续治疗方案提供指导。

通过这一完整的诊断流程，医生能够迅速、准确地了解肺部结节的性质，从而为患者制订个体化的治疗计划。

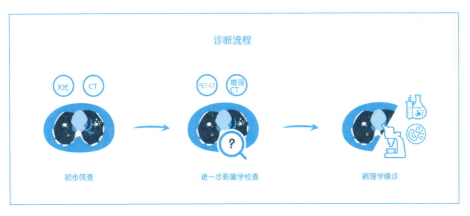

图 2-1　从发现到确诊

二、诊断流程中的注意事项与常见问题解答

1. 初步筛查

在初步筛查时，选择适合的检查方法至关重要。不同类型和大小的肺部结节需要不同的检查方式。较大的结节一般通过胸部 X 光检查就能够发现，但 X 光检查正常不代表没有结节，因为对于较小或位置隐蔽的结节，需要进行 CT 扫描等更精细的检查来确保其被发现。

2. 进一步影像学检查

在进一步影像学检查中，需要根据不同情况选择合适的项目。对于小结节的随诊观察，建议进行薄层 CT（也就是我们所说的高清 CT）检查，可以对结节的变化和细节看得更加清楚；对于中央型结节或怀疑有淋巴结转移的情况，在平扫 CT 上，结节、淋巴结通常和血管混在一起，难以区分，所以建议进行增强 CT 检查，能够区分结节或者淋巴结和周围血管的关系，从而判断结节的具体情况和是否有淋巴结转移；而对于怀疑有远处转移的结节，则可能需要进行 PET-CT 检查，从而判断全身其他的器官是否有高代谢的转移灶。这些检查均有各自的优点，有助于从不同角度提供更详细的信息，为后续的诊断和治疗提供更准确的依据。

3. 病理学诊断

在病理学诊断阶段，需要注意一些具体情况。比如，结节较小、位置较深或与血管关系密切的情况一般不适合进行穿刺活检；对于中央型的肺部结节，因为靠近气管和支气管，纤维支气管镜活检的成功率较高；而对于影像学上判断为恶性程度高、手术难度不大的结节，一般建议直接进行手术切除。这样能够在治疗的同时获取组织样本，进行确诊。

影像学检查，透视肺部

肺部结节常见的影像学检查有 X 光和 CT，两者各有优势。一般医生会结合患者的症状，综合考虑采用哪种检查方式，需要强调的是：大多数肺部结节 X 光难以发现，需要进行 CT 检查。

一、X 光与 CT 的优缺点比较

检查方式	X 光	CT
优点	**快速且经济**：检查迅速，费用相对较低。 **作为筛查工具**：适合作为体检中的常规检查手段。	**高分辨率**：影像清晰，可准确展示结节的详细信息。 **对小结节敏感**：特别对于较小的结节，诊断率较高。 **多种成像方式**：可进行三维重建、增强扫描等，提供更全面的诊断信息。
缺点	**影像模糊**：对于小的结节，分辨率较低，有漏诊风险。 **软组织难辨**：对于软组织的显示效果相对差。	**时间较长**：检查相对耗时。 **辐射剂量大**：相比 X 光，辐射剂量较大。 **费用相对高**：相对于 X 光，费用较高。
综合考虑	适合非高危人群和作为大规模快速经济的初步筛查手段。	为高危人群和怀疑有结节的人，提供更全面、准确的信息，有助于明确诊断。

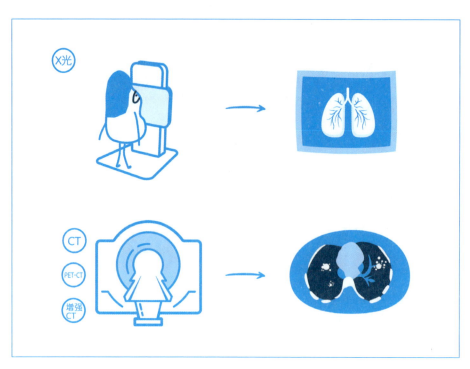

图 2-2 X 光与 CT 的优缺点比较

二、检查前的注意事项

在进行肺部结节检查之前，有一些事项需要注意：

1. 饮食

通常来说，胸部 CT 检查前不需要禁食，你可以正常饮食。即使进行增强 CT（使用造影剂的 CT），一般也不需要禁食。特殊情况下，譬如进行 PET-CT 或腹部 CT 检查，医生会建议在检查前一段时间内禁食。

2. 药物

如果你计划进行 CT 引导下的穿刺活检，并且正在服用抗凝血药物，如阿司匹林、氯吡格雷、华法林等，可能需要在检查前暂时停药，以减少出血风险。

3. 怀孕

如果你怀孕或可能怀孕，务必告诉医生。因为 CT 检查可能对胎儿有潜在的影响，医生会在确保安全的情况下制订适当的检查计划。

4. 过敏

如果你对碘或任何食物、药物过敏，请告诉医生。这对于接受增强 CT 至关重要，医生需要确保使用的造影剂不会引起过敏反应。

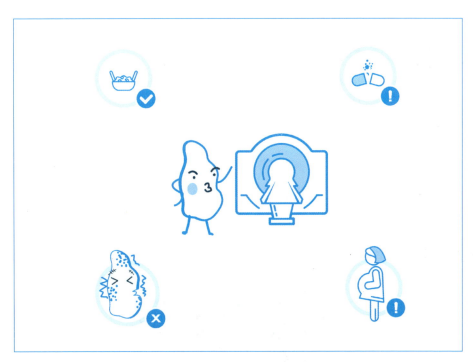

图 2-3　检查前的注意事项

三、影像学特征与解读方法

在进行肺部结节的影像学检查时，医生通常会注意以下几个方面，以更好地解读结果：

1. 观察结节的大小和形状

注意观察结节的大小、形状，看它是不是规则的，有没有分叶、毛刺，是否影响到胸膜。这些特征有助于医生初步判断结节的性质，因为一些恶性结节常常表现为不规则形状，有分叶或毛刺。

2. 分析结节的密度

看结节在影像上的颜色深浅，有没有透明的部分。不同密度的结节可能暗示不同的问题，例如磨玻璃结节可能是早期肺癌或感染性病变，而实性结节可能暗示着恶性病变或增殖灶等良性病变。

3. 评估结节的边缘和生长速度

注意结节的边缘是不是清晰、规整，同时关注结节是否在短时间内有快速的生长。这些特征有助于判断结节的侵袭性和可能的恶性程度。

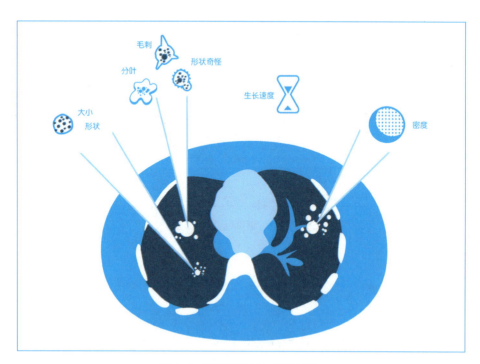

图 2-4 影像学特征与解读方法

4. 观察淋巴结和其他异常

在影像学检查中，医生还会留意肺门和纵隔淋巴结是否肿大，以及其他部位是否有异常，比如是否存在肺炎、肺不张、胸腔积液等。

5. 再强调一次重点

注意不同时间结节的形状和大小的变化，这对结节的性质判断至关重要。

病理学诊断金标准，深入细胞

　　在进行肺部结节的病理学诊断时，医生除了手术切除，可能会选择活检的方法，以获取肺部结节组织的样本，从而做进一步的检查。

一、活检

1. 常见方法

　　(1) 经皮肺穿刺活检：通过胸壁和皮肤直接穿刺到肺部结节，取组织进行活检。

　　(2) 支气管镜下活检：通过支气管镜进入气管和支气管，对肺部结节进行活检。

2. 适用范围

　　(1) 经皮肺穿刺活检：适用于周围型结节，即位于肺实质边缘的结节。不适用于靠近大血管、气管或支气管等重要结构的结节。

　　(2) 支气管镜下活检：适用于靠近气管和支气管的结节，特别是中心型结节。不适用于周围型结节，因为无法通过支气管镜直接达到。

3. 风险评估

　　肺部结节穿刺活检是一种有创性检查，可能伴随一定的风险和并发症。

　　(1) 常见并发症：包括气胸、出血、感染等。气胸是最常见的并发症，但大多数情况下症状较轻，无须特殊处理。出血是另一种较为常见的并发症，少量出血可自行停止，大量出血需要紧急处理。感染虽然较为少见，但在活检后使用抗生素可以预防感染。

（2）严重并发症： 尽管罕见，但可能包括针道转移、胸膜休克、空气栓塞等。这些并发症的发生率非常低，然而一旦发生，后果很严重。

总的来说，肺部结节穿刺活检是一种安全有效的确诊手段，但患者需要了解存在一定的风险和潜在并发症。医生在选择活检方法时，会根据结节的位置和特征，以及患者的具体情况进行综合考虑。

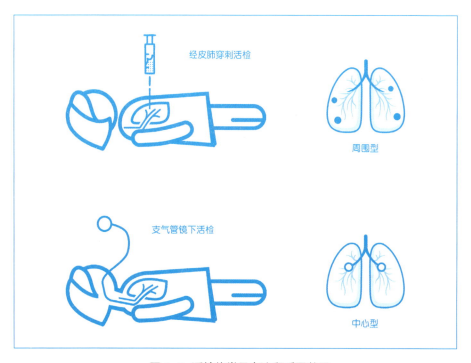

图 2-5 活检的常见方法和适用范围

二、病理报告

1. 肺部结节的类型

病理报告就像是一张结节的"身份证"，会告诉我们结节是良性的还是恶性的，如果是恶性的，还能知道是哪一类，比如腺癌、鳞癌、小细胞肺癌等。这些信息对于医生选择合适的治疗方式至关重要。

2. 切除边缘状态

病理报告中会有关于手术切除时边缘的描述，就像检查一块蛋糕的切口是否受污染一样。如果边缘"干净"，那就说明手术成功地把结节切除干净了，患者的预后通常较好。但如果边缘有肿瘤残留，可能需要更多的治疗，以确保身体没有留下不好的"残渣"。

3. 淋巴结转移情况

病理报告还会告诉我们结节附近的"哨兵站"——淋巴结是否有转移。如果发现有淋巴结转移，就意味着肿瘤可能已经向身体其他地方扩散，需要更强有力的治疗，比如放疗、化疗、靶向治疗、免疫治疗等。

4. 分子分型

有时候，医生还会对病理样本进行更深入的"基因检测"，就像查看结节的"遗传密码"一样。这种分子分型包括 EGFR 基因突变、ALK 基因融合、PD-L1 表达等 [1]。这些信息可以帮助医生更精准地选择适合患者的治疗方法，可能包括一些靶向治疗和免疫治疗药物。

---

① EGFR 基因突变是一种发生在肺癌细胞中的基因变异，可能导致癌细胞过度生长和扩散；ALK 基因融合是一种发生在肺癌细胞中的基因异常，导致 ALK 蛋白活性增强，从而促使癌细胞生长和扩散；PD-L1 是一种存在于肿瘤细胞表面的蛋白质，它与免疫系统中的 PD-1 蛋白相互作用，帮助肿瘤细胞逃避人体免疫的攻击。

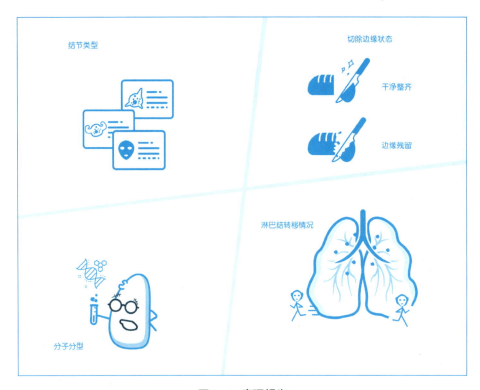

图 2-6 病理报告

更多专业检查

一、血液检查与痰液检查

1. 血液检查

就像是身体的"内测仪"一样，通过检测血液中的一些特殊信号，帮助医生了解肺部结节的状况。有一些指标，比如 CEA、NSE、SCC[①] 等，它们在某些肺癌患者的血液中可能会变高。这就像是身体向我们发出的一种"求救信号"，可能暗示着肺部结节是恶性的。而且，血液检查还可以揭示患者的整体健康状况和免疫系统的活动程度，这对于医生来说是一个很好的参考，有助于确定更合适的治疗方案。

2. 痰液检查

这就像是肺部的"沟通记录"一样，通过检查痰液中是否有异常的癌细胞，可以帮助医生初步了解肺部结节的性质。特别是对于一些中央型肺癌患者，痰液检查有着很高的诊断价值。如果在痰液中发现了癌细胞，那就有可能是肺癌的信号。此外，痰液检查还能告诉医生一些重要的信息，比如是否存在感染，这有助于医生区分肺部感染性疾病和肺癌。

---

① CEA 叫癌胚抗原，是一种在癌症患者体内可能增高的蛋白质，通常用于监测癌症的治疗效果或复发情况。NSE 叫神经元特异性烯醇化酶，是一种主要存在于神经细胞和神经内分泌细胞中的酶，其水平升高可能与小细胞肺癌等神经内分泌肿瘤有关。SCC 叫鳞状细胞癌抗原，是一种与鳞状细胞癌相关的肿瘤标志物，其水平升高可能提示存在鳞状细胞癌，如肺癌、头颈癌。

总的来说，这两种检查就像是医生获取的两份"情报"，能够为肺部结节的确诊和治疗方案的选择提供更全面的信息。

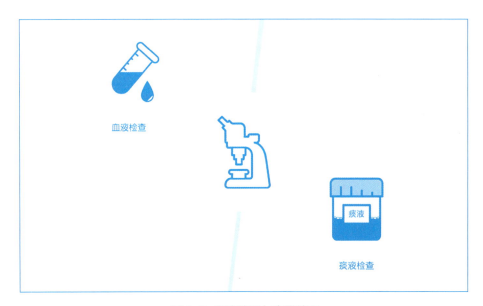

血液检查

痰液

痰液检查

图 2-7　血液检查与痰液检查

二、检查结果解读

1. 血液检查

　　这就像是在身体里做了一次"小调查"。通过检查血液中的肿瘤标志物，我们可以了解是否有癌症的踪迹。如果标志物水平升高，有可能是癌症在"发出信号"。但是要注意，这个标志物的水平也可能因为其他非癌症的原因而上升，所以血液检查只是一个参考，不能单凭它来做最终的确诊。如果这个标志物一次比一次升高，那就需要我们更加重视了。

2. 痰液检查

这就像是在肺部进行了一次"搜索"。通过检查痰液中是否有癌细胞，我们可以初步了解是否有肺癌的可能性。如果在痰液中发现了癌细胞，那么有可能肺部就藏匿着问题。但是要注意，如果在痰液中没有找到癌细胞，并不能完全排除肺癌的可能性。因为痰液检查并不是特别准确，有时候要找到癌细胞并不容易，这就是医学上所说的"假阴性"。所以，这个结果只是一个线索，需要结合其他检查来做出最终的判断。

全面攻克肺部结节

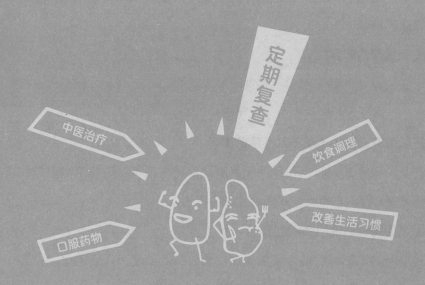

观察等待

在面对肺部结节时，并不是所有情况都需要急于治疗。有些时候，我们可以采取观察与等待的态度，通过保守治疗来维持患者的健康，也就是"让子弹飞一会"。

一、哪些肺部结节适合保守治疗

1. 良性肺部结节

如果发现肺部结节较小，经专业检查确认大概率是良性，而且没有明显不适症状，通常可以选择保守治疗。这包括合理的饮食调理、改善生活习惯和口服药物等。

2. 生长缓慢的肺部结节

对于生长缓慢的肺部结节，如果没有引起显著不适症状，也可以进行保守治疗。这需要定期随访检查，以观察结节的生长情况。

3. 高龄或存在其他严重基础疾病的患者

针对年龄较大或同时存在其他严重基础疾病的患者，可能手术治疗并不是最佳选择，观察与等待才是更合适的治疗方式。

4. 无法确定良恶性的肺部结节

针对那些通过影像学检查无法确定良恶性的肺部结节，通常可以先进行保守治疗，然后定期复查，以观察结节的变化情况。

在这些情况下，医生会通过持续的监测和定期检查来确保及时发现潜在问题，为患者制订最合适的治疗方案。

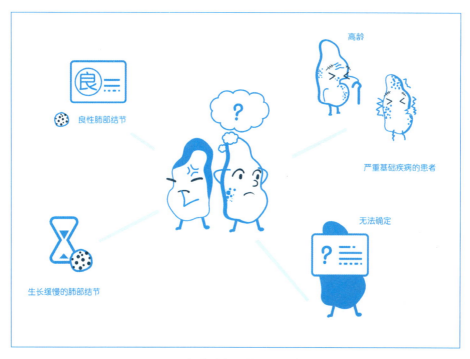

图 3-1　哪些肺部结节适合保守治疗

二、保守治疗的方法与注意事项

对于肺部结节，采用保守治疗是一种非手术的治疗方式，包括以下几个方面：

1. 饮食调理

通过调整饮食可以使身体机能得到一定的改善。建议增加摄入富含高蛋白、高维生素、微量元素的食物，比如胡萝卜、牛奶、瘦肉、猕猴桃和香蕉等。同时，避免食用辛辣刺激性的食物。

2. 改善生活习惯

戒烟限酒，远离二手烟、粉尘和其他有害物质，确保室内空气清新。适度锻炼有助于提高免疫力，减少肺部感染和炎症的风险。

3. 口服药物

医生可能会建议服用一些抗生素或止咳化痰的药物，这些药物有助于消除炎性结节并减轻结节的不适感，但一定要按医嘱服用，注意药物可能出现的副作用和禁忌证。

4. 中医治疗

例如针灸和中药调理等。针灸可以通过刺激穴位来激发身体的自愈能力，而中药调理则根据患者状况使用有清肺、散结等作用的中药。这类治疗需要在专业中医医师的指导下进行。

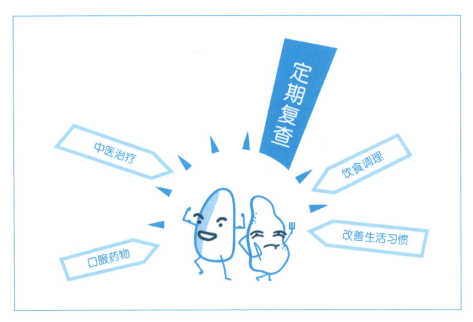

图 3-2 保守治疗的方法与注意事项

保守治疗还有如下几个注意事项：

1. 保守治疗一定要在专业医生的指导下进行，切勿自行判断和随意用药。

2. 定期进行随访检查，关注肺部结节的生长状况及其他相关指标的变化。如有异常症状，应及时就医。

3. 保守治疗并不能确保肺部结节完全消失或不再复发。对于生长迅速、恶性程度高的结节，仍需考虑手术治疗。

4. 在保守治疗期间，要保持积极乐观的心态，听从医生建议，同时调整饮食和生活习惯，以获得最佳治疗效果。

三、定期复查的重要性与策略

定期复查非常重要，即使肺部结节是良性的，少数也有发生变化的可能。通过定期复查，医生可以及时发现结节的生长情况和其他潜在异常，以便及时采取治疗措施。定期复查也要有一定的策略：

1. 时间间隔

根据结节的性质和医生建议，确定合适的复查时间。通常，生长缓慢的良性结节每 6—12 个月复查一次；对于怀疑恶性或生长迅速的结节，可能需要每 1—3 个月复查一次。

2. 检查项目

复查时进行胸部 CT 检查，观察结节的大小、形状和密度等变化。此外，可能需要进行血液检查和痰液检查等，以辅助诊断和评估病情。

3. 持续时间

复查应持续一段时间，直到医生确认结节已经稳定或消失。对于高度怀疑恶性的结节，可能需要更长时间的复查，甚至可能需要采取手术等进一步的治疗措施。

定期复查也要注意如下几个事项：

1. 定期复查时，要保持积极的心态，听从医生的建议和指导。

2. 在复查期间，保持良好的生活和饮食习惯，避免吸烟和吸入有害物质。

3. 如果在复查过程中发现结节有异常变化或出现不适症状，应及时就医，以便医生采取适当的治疗措施。

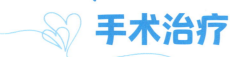

手术治疗

一、哪些肺部结节需要做手术

1. 高度怀疑恶性的结节

如果结节在影像检查中显示出恶性肿瘤的特征，如边缘不规则、密度不均匀、有分叶或毛刺等，并且在一段时间内观察到结节体积增大或特征发生变化，可能存在恶性风险，需要考虑手术切除。

2. 已确诊为恶性的结节

对于已经通过其他检查确诊为恶性的肺部结节，手术切除是最常见、最有效的治疗方法。手术能够彻底去除肿瘤，减轻症状，提高生活质量和生存率。

3. 较大的良性结节

针对直径较大、对周围组织有压迫或对患者生活质量有显著影响的良性肺部结节，手术切除同样是有效的治疗选择。

4. 难以确诊的结节

对于一些通过其他检查难以确诊的肺部结节，手术切除可以获取组织样本，进行病理学检查，明确诊断。

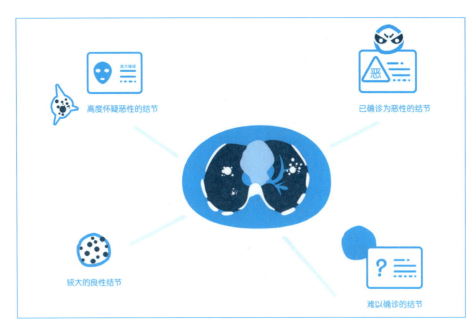

高度怀疑恶性的结节

已确诊为恶性的结节

较大的良性结节

难以确诊的结节

图 3-3　哪些肺部结节需要做手术

手术治疗的注意事项:

1. 手术前需要充分评估患者的整体状况，确保手术是安全可行的。

2. 术前术后的护理十分关键，患者需要遵循医生的建议，合理安排术后康复。

3. 微创手术恢复快，一般术后 1 到 2 天就可以出院，但少数情况可能需要更长的住院时间，患者和家属要有心理准备。

4. 与医生充分沟通，了解手术过程、可能存在的风险和术后恢复计划。

手术是一种常见的治疗方式，但是否进行手术，需要医生根据结节的性质和患者的具体情况来权衡。

二、肺部结节的手术方法有哪些

了解肺部结节手术的不同方式。

1. 开胸手术

这是传统的手术方式，通过在胸部做一个较大的切口，在直视下切除肺部结节。虽然手术暴露好，能够完全清除结节，但由于创伤较大，需要更长时间来康复，现在一般不采用。

2. 胸腔镜手术

这是一种微创手术方式，通过在胸壁上穿一个或几个小孔，利用胸腔镜观察和切除肺部结节。相比传统开胸手术，它的优势在于创伤小、术后恢复快。虽然需要全麻，但患者通常能够更快地恢复正常生活。

3. 机器人辅助手术

这也是一种微创手术，医生通过远程操控机器人进行手术。当手术难度比较大时，这种方式具有高精确度的优势，但需要特殊的设备和专业训练。在比较简单的肺部结节手术中，机器人辅助手术并不比胸腔镜有优势。

4. 经皮穿刺消融术

这也属于微创手术，包括射频消融、微波消融、冷冻消融、激光消融、化学消融等。医生通过皮肤进行穿刺，然后利用高频电流、微波或冷冻等方式"烧死"结节组织。相较于其他方式，这种手术保留了更多正常肺组织，通常只需要局部麻醉，降低了患者的不适感。消融术目前尚有一些问题未解决，但也具备一定优势，譬如消融治疗适合以下情况：直径小的结节、位置深的结节、多发性无法完全切除的结节，病人身体条件差无法耐受手术的。

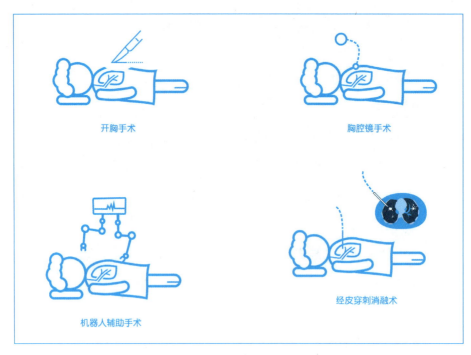

开胸手术

胸腔镜手术

机器人辅助手术

经皮穿刺消融术

图3-4 肺部结节的手术方法有哪些

消融治疗具有一定的优势和局限性，可以通过下表了解一下。

优势与局限性	消融治疗
优势	1. 微创治疗，创伤小：通过穿刺而非传统的开刀手术，伤口较小，术后康复迅速。 2. 定位准确，损伤小：能够精准定位肺部结节，对周围正常组织的损伤可最小化。 3. 可重复治疗：可以进行多次，适用于多发结节或需要分次处理的情况。 4. 较少并发症：相较于传统手术，并发症较少，具有更高的安全性。
局限性	1. 适用范围有限：对较小的肺部结节效果较好，但对较大或已扩散的肿瘤可能无法完全清除。 2. 不能完全清除病灶：可能存在一定的残留或复发风险。 3. 技术要求较高：需要医生拥有较高的技术水平和丰富的经验。 4. 费用较高：相比保守治疗，费用较高，可能给患者带来一定的经济负担。 5. 相较于手术，比较难获得病理组织。

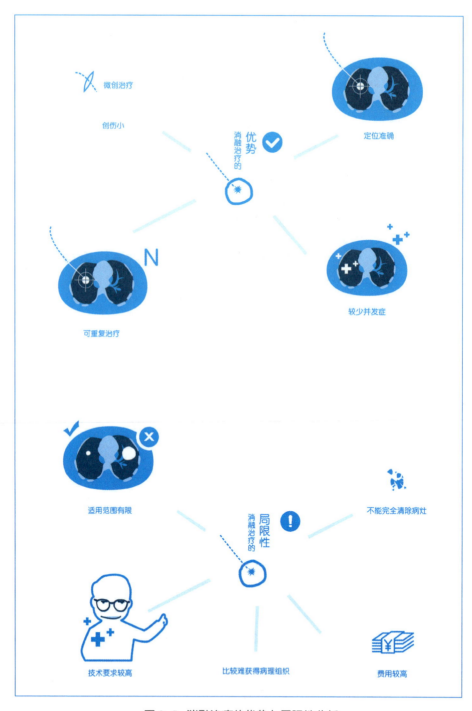

微创治疗

创伤小

消融治疗的 优势

定位准确

N 可重复治疗

较少并发症

适用范围有限

消融治疗的 局限性

不能完全清除病灶

技术要求较高

比较难获得病理组织

费用较高

图 3-5 消融治疗的优势与局限性分析

三、肺部结节手术的效果评估

可以从下面这些方面来评估肺部结节手术的效果：

1. 高危结节切除率

这表示手术完全切除肺部高危结节的比例。对于无法完全切除的多发高危结节，在充分保护肺功能的情况下，结节切除率越高，治疗效果越好，因为更多的结节被成功清除。

2. 病理学评估

通过对手术切除的肺部结节进行组织学检查，确定其性质和恶性程度。这有助于医生选择适当的治疗方案，提高治疗的针对性。

3. 生存率

生存率指的是患者在手术后一段时间内的存活情况。通常情况下，生存率越高，说明手术的治疗效果越显著，患者的生存期望更好。

4. 复发率

复发率表示手术后一段时间内恶性肺部结节再次出现的比例。较低的复发率表明手术治疗的效果较为稳定，结节不容易再次生长。

5. 并发症发生率

这是指手术后出现并发症的比例。较低的并发症发生率表示手术风险较小，患者更容易康复。

6. 肺功能恢复程度

对于大部分肺部结节病人，楔形切除或者肺段切除，术后基本上能够恢复到接近术前的肺功能。即便进行肺叶切除，基本也不影响正常的生活。

需要注意的是，肺部结节手术的效果评价是一个综合性的过程，需要综合考虑多个因素。不同患者和不同肺部结节可能有不同的治疗效果评估标准。因此，具体的评估结果需要由医生根据患者的具体情况来确定。患者应积极配合医生的治疗计划，并定期进行随访检查，以便及时发现并处理潜在问题。

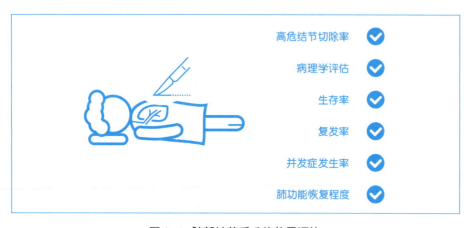

图 3-6　肺部结节手术的效果评估

四、手术前后的注意事项

　　手术是临床中治疗疾病的重要手段，涉及术前术后的准备工作与注意事项、术后康复护理等。手术可以达到比较好的治疗效果和有效改善患者临床症状，但是需要注意的事项较多，若处理不当，容易影响到手术效果。

　　手术前的准备工作至关重要，不仅包括医护人员的准备，还包括患者本人的准备，患者术前有如下注意事项：

1. 做好心理准备

在手术前，保持积极心态，避免过度紧张和焦虑，这有助于手术顺利进行。

2. 遵循医生的指导

术前需按医生建议完成必要检查和准备工作，如禁食、禁水，停止特定药物，确保手术时身体处于最佳状态。

3. 避免吸烟和饮酒

戒烟限酒是为了提高手术成功率和术后康复速度，因此在手术前要尽量避免吸烟和饮酒。

临床上术后的注意事项有所不同，但总体来说，需要患者注意以下几点：

1. 休息与活动

术后充分休息，然后按医嘱逐渐增加活动，有助于促进康复。

2. 疼痛与镇痛

术后可能感到疼痛，应按医嘱使用合适的镇痛药物，缓解不适感。

3. 饮食与营养

保持清淡、易消化的饮食，逐渐恢复正常饮食，有助于促进愈合和提供足够的营养。

4. 避免剧烈运动

术后短期内要避免剧烈运动和重体力劳动，防止影响手术效果和康复进程。

5. 定期复查

遵医嘱定期进行复查，包括胸部 CT、脑部 MRI、肝和肾上腺彩超、骨扫描、血液检查等，以及时发现并处理异常情况。

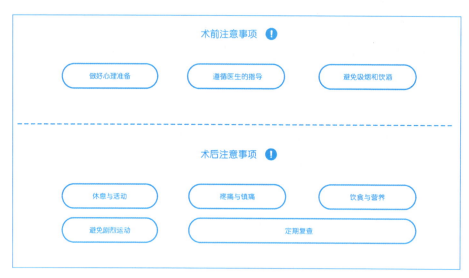

图 3-7 手术前后的注意事项

五、手术治疗的优势与局限性分析

手术治疗与保守治疗一样，存在着一定的优势和局限性。通过下面的表格对比，可以更清晰地了解。

优势与局限性	手术治疗
优势	1. 根治性治疗：能够切除肺部结节，消除结节可能变大或转移的风险。 2. 明确诊断：手术切除结节后，病理检查能准确了解结节的性质和类型，有助于规划后续治疗。 3. 快速缓解症状：对于结节较大或引起呼吸困难的患者，手术能迅速缓解症状。 4. 长期生存率提高：若手术切除彻底、无复发，恶性肺部结节患者的长期生存率较高。

优势与局限性	手术治疗
局限性	1. 手术有风险：存在出血、感染、肺功能受损等风险。 2. 多发结节、结节较小或定位不明确：手术治疗难度和风险较大，可能不适合作为首选治疗方式。 3. 创伤性：胸部切开等操作具有一定创伤性，术后恢复时间较长。 4. 成本和经济负担：手术费用及住院费用相对较高，可能给患者和家庭带来经济负担。

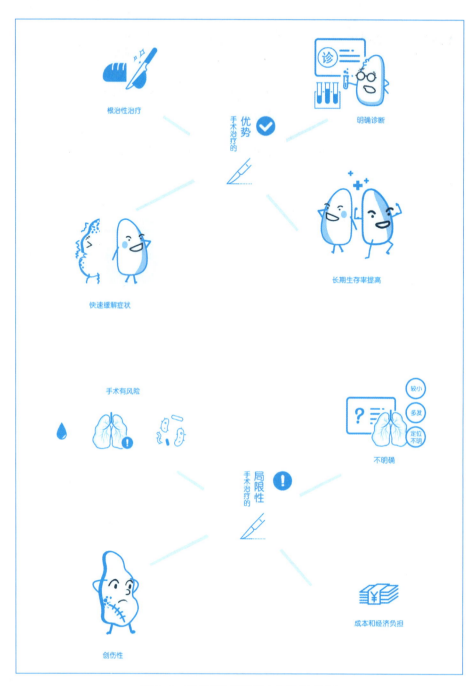

图 3-8　手术治疗的优势与局限性分析

第三节
其他治疗

常用的治疗肺部结节
的药物有哪些

一、药物治疗

药物治疗是一种通过药物来处理肺部结节的方法，适用于以下情况：

1. 良性肺部结节

针对被认为是良性的肺部结节，例如由炎症、过敏或结核引起的结节，药物治疗可以帮助消除或防止结节进一步发展。医生可能会开抗生素、抗过敏药或抗结核药等药物。

2. 较晚期的恶性肺部结节

针对较晚期的恶性肺部结节，药物治疗可以作为手术前的辅助手段，有助于缩小结节、减轻症状或降低手术风险。在这种情况下，药物可能包括化疗药物、靶向药物等。

3. 术后辅助治疗

针对已经通过手术切除的恶性肺部结节，如果病理检查显示存在癌细胞残留或高复发风险，药物治疗可以作为辅助手段，降低复发的风险。这时，医生可能会考虑使用化疗药物、靶向药物等。

4. 晚期肺癌

对于已经扩散到其他部位的晚期肺癌，药物治疗主要用于缓解症状、延长生存期和提高生活质量。这包括使用化疗药物、靶向药物和免疫治疗药物等。

在药物治疗中，医生会根据患者的具体情况，选择合适的药物和治疗方案，以达到最佳的治疗效果。

二、中医治疗

中医治疗肺部结节的方法主要包括直接作用和间接作用两个方面。

1. 直接作用

（1）**痰湿驱散：**中医认为肺部结节可能是由于体内湿气凝结、痰浊积聚所致。通过口服或外敷中药，可以帮助清除体内湿气，驱散痰浊，减轻症状。

（2）**活血化瘀：**针对瘀血阻滞引起的结节，中药也有一些成分能够促进血液循环，活血化瘀，有助于改善局部的微循环。

2. 间接作用

（1）**免疫力调节：**中药可以通过改善体质，增强免疫力，提高机体抵抗力，从而对抗肺部结节的发展。

（2）**气血循环改善：**一些中药如黄芪、党参、当归等，被认为具有调整气血循环的作用，有助于改善肺部组织的营养供应和排毒功能。

中医治疗肺部结节的注意事项和优势如下：

1. 注意事项

（1）**中医治疗需要个性化，**具体药方会因人而异，根据患者的体质、病情等调整。

（2）**请务必在专业中医医师的指导下使用中药，**以确保合理用药，减少可能的不良反应。

（3）**中医治疗肺部结节的过程是一个较为综合的调理过程，**需要时间和患者的积极配合。

2. 优势

(1) 个性化治疗： 中医治疗肺部结节独特之处在于辨证论治。医生综合患者的体质、病情、病因等因素，制订个性化的治疗方案。

(2) 副作用较小： 与西药治疗相比，中药的副作用一般较小。中药采用天然药材，温和而不刺激，不容易对患者的身体造成过大的负担，让患者更为安心。

(3) 增强免疫力： 中药具有增强机体免疫力的特点，有助于提高患者的自身抵抗力，预防肺部结节的进一步恶化，为身体打造更强大的防线。

(4) 症状缓解： 中医治疗肺部结节不仅能够改善患者的症状，还可以提高患者的生活质量。中医通过调理整体身体状况，进一步增强患者的信心和毅力，更好地应对疾病。

　　综合来看，中医在对身体调理方面具备一定的优势，是一种相对安全、效果有限的治疗方式，为患者治疗肺部结节提供了更多的治疗选择。在治疗过程中，医生将根据患者的具体情况进行个性化调理，以达到更好的治疗效果。

　　强调一点：并无充分证据证明中医可以消除恶性肺部结节。

三、放疗，化疗，免疫疗法

1. 放疗

原理： 放疗利用高能射线照射肺部结节，摧毁癌细胞的 DNA，达到治疗效果。

过程： 通常需要多次治疗，每次时间短暂，一般无须住院。

副作用： 可能出现疲劳、皮肤炎症、食欲不振等。

2. 化疗

方法： 使用化学药物来杀死癌细胞。

给药途径： 可通过口服或静脉注射。

副作用： 恶心、呕吐、脱发、免疫系统抑制等。

3. 免疫疗法

原理： 通过激活或增强患者自身免疫系统，帮助身体抵抗癌细胞。

方法： 包括 PD-1 抑制剂、PD-L1 抑制剂等。

优点： 副作用相对较小，但并非所有患者都适合接受免疫疗法。

治疗方法需要根据患者的具体情况来选择，医生会综合考虑肺部结节的性质、患者的健康状况以及治疗的预期效果，制订最合适的治疗方案。不同治疗方法存在不同的副作用和适应证，患者在接受治疗前应详细了解并与医生充分沟通。

手术以外的肺部结节
治疗方法

四、各种治疗方法的适用范围与优缺点比较

治疗方法	适用范围	优点	缺点
手术	恶性结节、大的良性结节、位置适合手术切除的结节	彻底切除病灶，效果好，提供确诊组织样本	创伤相对其他治疗方式稍大，恢复期稍长，有出血、感染等风险
消融	小的恶性结节、部分良性结节，尤其是无法耐受手术的患者	最小创伤，恢复快，适用于高风险手术患者	难以提供组织样本，可能需多次治疗，有时治疗不彻底
化疗	广泛期肺癌、部分早期肺癌的辅助治疗	系统治疗，可杀灭微小转移灶	副作用较大，对正常细胞也有损害
放疗	无法手术切除的恶性结节、局部控制病灶	局部控制效果较好，适用于不宜手术的患者	可能导致放射性肺炎等并发症
免疫治疗	晚期肺癌和局部晚期肺癌手术前和手术后的辅助治疗，PD-L1基因突变的非小细胞肺癌效果更佳	针对肿瘤微环境的免疫调节，潜在长期效应	并非所有患者有效，可能出现免疫相关副作用
中医治疗	辅助改善体质、缓解症状，配合其他治疗方法使用	调整机体平衡，减轻治疗副作用	缺乏标准化治疗方案，单独使用效果有限
消炎药物	炎症性结节，如感染所致	减轻炎症反应，缩小结节	不适用于恶性结节，长期使用可能有耐药性问题

五、联合治疗策略与个体化治疗的重要性

联合治疗策略往往针对的是比较晚期的恶性肺部结节，也就是两种或多种治疗方法一起使用，目的是取得最好的治疗效果。

1. 联合治疗策略的重要性

（1）**增加疗效：**通过多种治疗方法的组合使用，可以更有效地控制肿瘤，延长患者的生存期。

（2）**减轻副作用：**不同治疗方法之间可以相互协调，总体上减轻了副作用，提高患者的生活质量。

（3）**降低复发风险：**联合治疗可以综合考虑各种因素，更全面地清除肿瘤，减少复发的可能性。

2. 个体化治疗的重要性

（1）**针对性更强：**根据患者的病情和身体状况，制订个体化的治疗方案，提高治疗的针对性和效果。

（2）**减少副作用：**个体化治疗可以避免不必要的治疗，降低对患者身体的不良影响。

（3）**改善生活质量：**个体化治疗更注重患者的整个身体状况，有助于改善患者的生活质量，使治疗更贴近患者的需求。

在制订治疗方案时，医生会根据患者的具体情况综合考虑不同治疗方法的优劣，以达到最佳的治疗效果。患者也应积极与医生沟通，共同决定最适合自己的治疗方案。

肺部结节患者生活指南

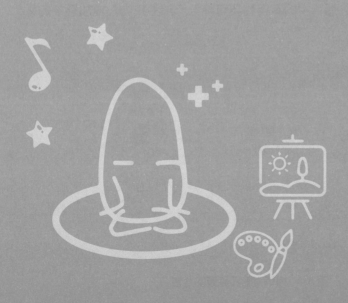

远离烟草，珍爱生命

一、烟草对肺部健康的危害与戒烟的重要性

1. 烟草对肺部健康的危害

（1）**增加肺癌风险**：烟草中的有害物质会损伤肺部细胞，长期吸烟会大幅增加患上肺癌的风险。

（2）**导致慢性阻塞性肺病（COPD）**：吸烟对气道和肺泡的损害可能引发慢性阻塞性肺病。

（3）**减少肺功能**：长期吸烟会导致肺部功能下降，影响正常呼吸功能。

（4）**肺炎和支气管炎**：吸烟会增加患肺炎和支气管炎的概率。

（5）**降低免疫力**：烟草中的有害物质可降低肺部免疫力，增加感染的风险。

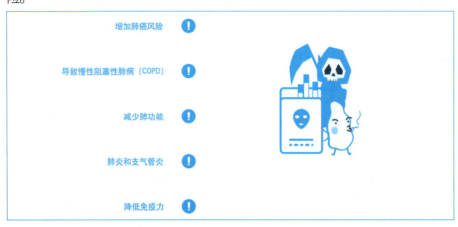

图 4-1　烟草对肺部健康的危害

2. 戒烟的重要性

（1）**降低肺癌风险：**戒烟后，肺部细胞逐渐恢复正常，降低患肺癌的危险性。

（2）**改善肺功能：**戒烟后，肺部功能逐渐恢复，呼吸功能得到改善。

（3）**减少呼吸系统疾病：**戒烟后，降低患呼吸系统疾病（如肺炎、支气管炎）的危险。

（4）**提高免疫力：**戒烟后，肺部免疫系统逐渐恢复，降低感染风险。

（5）**改善生活质量：**戒烟后，咳嗽、喘息等症状减轻，患者的生活质量得到改善。

（6）**预防心血管疾病：**戒烟有助于降低患心血管疾病的风险，保护心血管健康。

戒烟的重要性

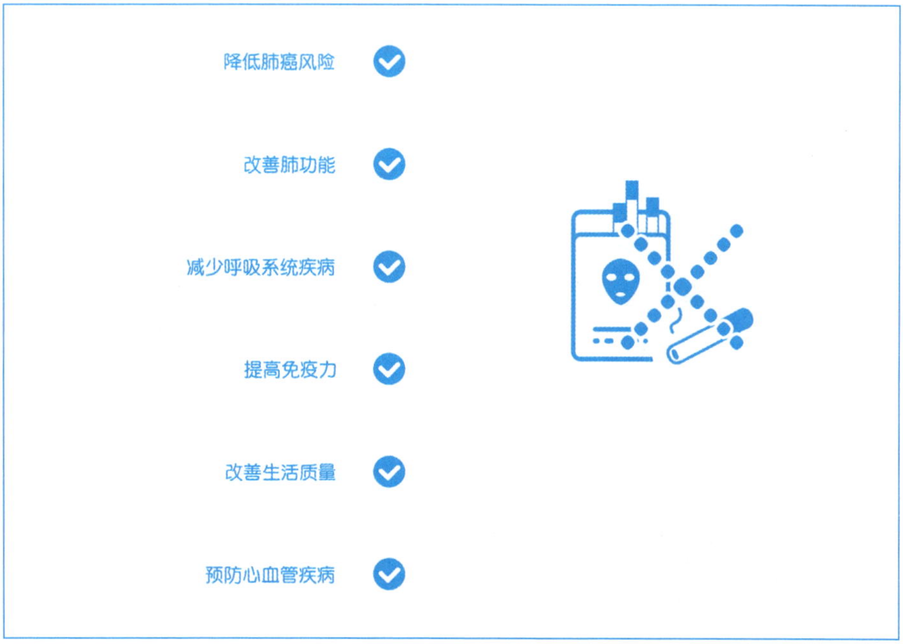

图 4-2 戒烟的重要性

吸烟不仅对个体自身有害，还会对周围人造成二手烟危害。因此，除了患者本人要戒烟外，身边的亲朋好友也应尽量避免吸烟。

　　最后强调一点：尽管戒烟不容易，但为了你的健康和家人的健康，任何时候戒烟都不算晚。

二、二手烟的危害与避免策略

　　二手烟是由卷烟或其他烟草产品燃烧时释放的烟雾，以及吸烟者呼出的烟草烟雾混合而成的。二手烟又被称为被动吸烟，主要因为长期生活和工作在吸烟者周围的人们，会不自觉地吸进烟草烟雾的尘粒和各种有毒有害物质。它会对我们的健康造成不良影响。

1. 二手烟的危害

　　（1）增加呼吸道疾病风险： 吸入二手烟中的有害物质可能刺激呼吸道，导致咳嗽、喘息等症状，增加患上肺炎、支气管炎等呼吸道疾病的风险。

　　（2）影响儿童生长发育： 对儿童的影响尤为严重，可能导致智力发育迟缓、身高体重增长缓慢等问题。

　　（3）增加心血管疾病风险： 二手烟中的有害物质会增加心血管疾病的风险，如冠心病、高血压等。

　　（4）增加肺癌风险： 吸入二手烟中的有害物质可能损伤肺部细胞，长期接触会增加患上肺癌的风险。

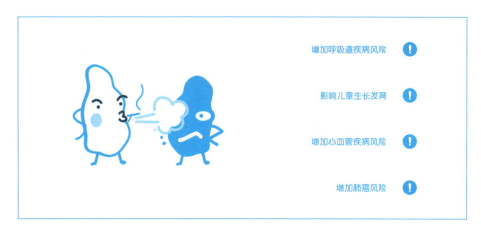

图 4-3　二手烟的危害

增加呼吸道疾病风险

影响儿童生长发育

增加心血管疾病风险

增加肺癌风险

2. 如何避免二手烟的危害

（1）**使用空气净化设备**：在无法避免二手烟的情况下，可以使用空气净化设备帮助清除空气中的烟雾和颗粒物。

（2）**保持室内通风**：经常开窗通风有助于稀释室内的二手烟浓度，保持空气新鲜。

（3）**室内植物净化空气**：种植一些能吸收有害气体的室内植物，如吊兰和常青藤，有助于净化空气，但效果有限。

（4）**合理饮食**：多摄入富含维生素 C 和胡萝卜素的蔬果，这些食物具有抗氧化功能，在一定程度上对身体有益。

（5）**多排放有害物质**：多喝水、多排尿、多运动、多排汗，有助于加速体内有害物质的排放。

（6）**与烟民沟通**：如果身边有吸烟者，婉转表达你对烟味的反感，劝说他们去室外吸烟或者尽量减少吸烟。

（7）**了解和利用规定**：积极了解和利用公共场所禁烟的规定，维护自身的健康权益。

总之，二手烟的危害不可小觑，我们需要通过以上多种途径来避免接触二手烟，以保护自己和他人的健康。

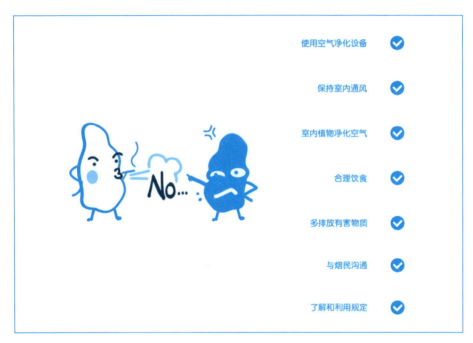

使用空气净化设备 ✓

保持室内通风 ✓

室内植物净化空气 ✓

合理饮食 ✓

多排放有害物质 ✓

与烟民沟通 ✓

了解和利用规定 ✓

图 4-4　如何避免二手烟的危害

健康饮食，适量运动

一、营养素与推荐食物

为了保持肺部健康，我们需要摄取一些特定的营养素，以下几种营养素的摄入对于肺部健康来说是很有帮助的：

1. 维生素

维生素 C、维生素 E、维生素 A 等对肺部健康非常有益。它们强化肺部的抗氧化能力，减少肺部疾病的风险。

2. 矿物质

硒、锌、钙等矿物质对肺部健康同样起到了很好的保护作用。这些矿物质有助于增强身体的免疫力，减少患上肺部疾病的可能性。

3. 蛋白质

蛋白质是维持肺部健康所必需的重要营养素，能够促进肺部细胞的修复和更新。

4. 植物化学物质

一些植物化学物质，如类黄酮、类胡萝卜素等，对肺部健康有积极的保护作用。

富含这些营养素的食物有很多，下面推荐几种常见的食物：

1. 新鲜蔬菜和水果

像胡萝卜、西红柿、菠菜、苹果、橙子等，这些食物富含维生素、矿物质和植物化学物质。

2. 高蛋白质食物

例如鱼肉、鸡肉、豆腐、奶制品等，这些食物富含蛋白质。

3. 坚果和种子

像杏仁、核桃、亚麻籽等，这些食物富含硒、锌等矿物质。

4. 茶和咖啡

茶和咖啡富含抗氧化剂和其他有益成分。

人们可以结合自身的饮食喜好，酌情选择以上推荐的食物，适量摄入这些食物对肺部健康有益。

注意：均衡饮食最重要，避免大量摄入某些理论上对身体有益的特定食物。

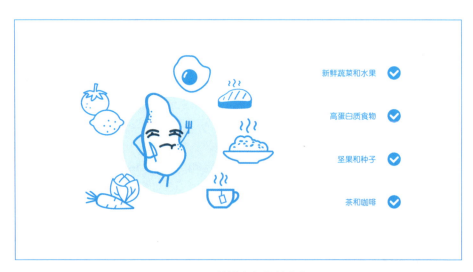

图 4-5 营养素与推荐食物

二、控制体重，合理饮食

保持健康的体重和良好的饮食习惯对于肺部健康至关重要。以下一些建议，可以帮助大家更好地控制体重和保持合理的饮食。

1. 设定合理目标

首先，制订一个实际可达的体重目标。目标应该实际可行，而不是过于理想化。

2. 选择健康食物

优先选择新鲜、天然、不加防腐剂的食物，例如水果、蔬菜、全谷类、瘦肉和低脂奶制品。避免过多摄入糖分、盐和不健康的脂肪。

3. 控制食物分量

即使是健康的食物，摄入过多也可能导致体重增加。使用较小的餐具可以帮助你控制食物的分量。

4. 定时用餐

尽量在固定的时间吃饭，避免过度饥饿或饱胀。晚上避免大餐，以免增加体重。

5. 多喝水

水是最好的饮料，还能增加饱腹感，减少你对食物的摄入。

6. 增加身体活动

运动不仅能帮你燃烧卡路里、控制体重，还能改善心情和提高身体素质。

7. 耐心和毅力

改变饮食习惯和增加运动量需要时间和努力。不要期望立即看到结果，但只要你坚持，改变就会发生。

每个人的身体和需求都是独特的，因此最好找到适合自己的饮食和运动方式。通过这些方法，你将能更有效地控制体重和饮食，为肺部健康创造良好的条件。

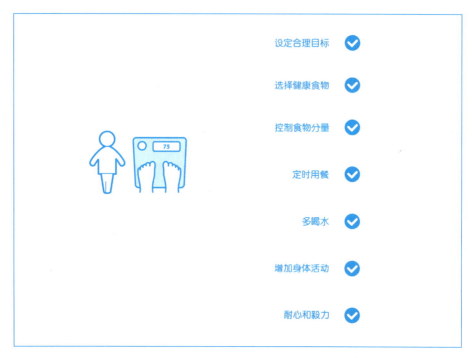

设定合理目标 ✔

选择健康食物 ✔

控制食物分量 ✔

定时用餐 ✔

多喝水 ✔

增加身体活动 ✔

耐心和毅力 ✔

图 4-6　控制体重、合理饮食

三、适量运动对肺部健康的益处与推荐运动方式

适量运动对肺部健康有着很多好处，下面我们来看一下它是如何帮助你的肺部保持健康的。

1. 提高肺功能

适量运动可以强化你胸部的肌肉和韧带，增加肺部的扩张能力，使你的呼吸更加深沉和充分，从而提高肺功能。

2. 提升换气效率

适量运动有助于增强肺部的氧气输送能力，提升换气效率，使你的身体更轻松地获取足够的氧气。

3. 预防肺部疾病

运动可以增强身体免疫力和肺部的抗氧化能力，有效预防肺部疾病，例如肺炎和支气管炎。

4. 减轻肺部负担

适量运动有助于控制体重、改善心血管健康，从而减轻肺部负担，减少患肺部疾病的风险。

推荐运动方式：

1. 有氧运动

快走、慢跑、游泳、自行车等有氧运动能够增强心肺功能，提高换气效率。

2. 呼吸训练

深呼吸、缩唇呼吸、慢速呼吸等呼吸训练可以强化胸部肌肉和韧带，提高肺功能。

3. 力量训练

使用哑铃、弹力带进行力量训练，有助于增强胸部呼吸肌的力量，提高肺功能。

4. 柔韧性训练

瑜伽、太极等柔韧性训练可以增强体质，改善呼吸。

总的来说，适量运动对肺部健康有益，建议根据个人兴趣和身体状况选择适合自己的运动方式，并坚持下去。这样不仅可以保持健康的肺功能、预防肺部疾病，还能改善生活质量。

　　需要注意的是，过量运动可能导致呼吸急促，增加肺部负担。因此，建议根据个人健康状况选择合适的运动方式和强度。

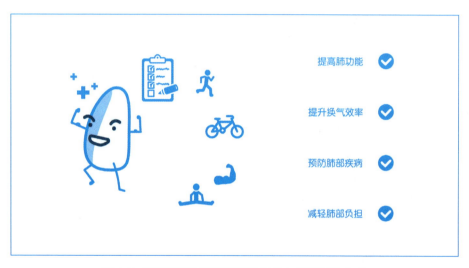

图 4-7　适量运动对肺部健康的益处与推荐运动方式

　　为大家推荐一种简单的呼吸技巧 —— 缩唇呼吸。它可以帮助大家放松身体、减少焦虑和改善肺功能。它特别适用于肺部结节术后病人和那些有呼吸困难或慢性阻塞性肺病的患者。

1. 坐直或躺平

找一个舒适的位置坐下或者躺下，保持背部挺直，肩膀放松。

2. 嘴巴微张

将嘴唇微微张开，形成一个 O 形，就像你在吹蜡烛一样。

3. 慢慢吸气

通过鼻子缓慢地吸气，数到 3 秒左右。确保你的腹部随着吸气而膨胀，这有助于你吸入更多的空气。

4. 暂停一下

在吸气和呼气之间稍作停顿，大约 1—2 秒。

5. 慢慢呼气

通过微张的嘴唇缓慢地呼气，数到 6 秒左右。在呼气时，尽量让空气从肺部完全排出。

6. 重复练习

继续重复这个过程至少几分钟，直到你觉得更加放松为止。

7. 注意感受

在整个过程中，注意自己的呼吸节奏和身体的感觉。目标是达到一种平静且放松的状态。

8. 日常练习

除了术后锻炼肺功能，还可以将缩唇呼吸作为日常生活的一部分，特别是在感到紧张或焦虑的时候。

缩唇呼吸对肺部结节
手术病人的好处

缩唇呼吸可以增加肺活量、提高氧气的交换效率以及帮助控制呼吸频率等。它迫使你专注于呼吸过程，分散对压力和焦虑的注意力，从而达到减轻压力的效果。

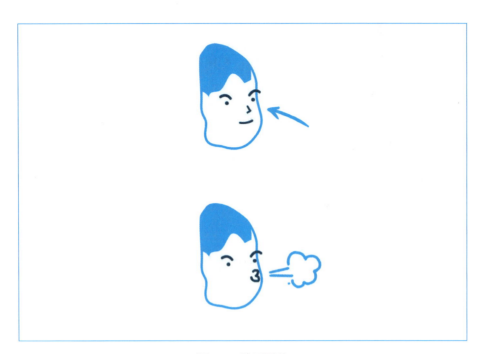

图 4-8 缩唇呼吸

缩唇呼吸的演示

良好习惯，健康人生

一、享受规律作息，坚持劳逸结合

1. 保持规律的作息

（1）每天尽量在相同的时间上床睡觉和起床，以形成稳定的生物钟。

（2）避免熬夜和过度劳累，确保每晚获得足够的睡眠。

（3）在睡前避免使用电子设备，以免影响睡眠质量。

2. 减轻压力

（1）学会放松，可以尝试冥想、瑜伽、深呼吸等方法来缓解压力。

（2）培养兴趣爱好，如阅读、绘画、音乐等，以转移注意力。

3. 避免过度劳累

（1）根据自己的身体状况合理安排工作和生活，避免长时间超负荷工作。

（2）学会拒绝不必要的任务和活动，确保自己有足够的休息时间。

（3）在工作中适时休息，每隔一段时间站起来走动，做一些简单的伸展运动。

（4）适当进行体育锻炼，如散步、慢跑、游泳等，以增强体质，提高免疫力。

规律作息和劳逸结合的生活方式，对于人们的身心健康和肺部有着诸多好处。主要有以下几点：

首先，规律的作息习惯有助于肺部得到充分的休息和功能修复。每天保证足够的睡眠时间（通常建议成人每天保持 7 至 8 小时的睡眠时间），可以确保肺部功能在休息期间得到恢复，减少因疲劳对肺功能产生的负面影响。

其次，劳逸结合的生活方式能够避免过度劳累，从而保护肺部少受损害。过度的体力或脑力劳动都可能对身心健康产生不良影响，也会伤害呼吸系统。因此，合理安排工作和休息，避免过度劳累，有助于维护肺部的健康状态。

再次，规律的作息和劳逸结合的生活方式有助于促进新陈代谢。新陈代谢的正常进行对于肺部排除代谢废物和保持健康至关重要。保持良好的作息习惯，结合适当的休息，有助于加速新陈代谢过程，减少废物在肺部的积累，从而有利于肺部健康。

此外，规律的作息和劳逸结合还有助于增强人体的抵抗力。通过保持良好的生活习惯，包括充足的睡眠和适度的运动，可以增强身体的免疫力，减少肺部感染的风险。

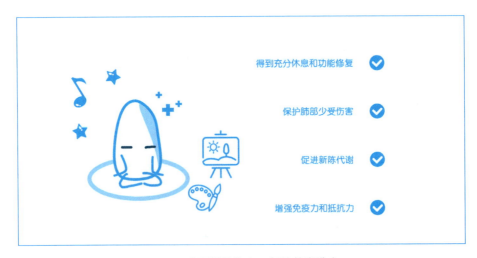

图 4-9　享受规律作息，坚持劳逸结合

二、提高睡眠质量，调整心理状态

提高睡眠质量和维持良好的心理状态是相辅相成的，下面的一些方法，简单易懂，可以帮助大家享受更好的睡眠和心情。

1. 提高睡眠质量的方法

(1) 养成良好的睡眠习惯： 晚上睡前一小时避免剧烈活动和高强度工作，尽量保持身心放松。泡个脚、喝少量热牛奶等可以帮助你更快入睡，保持平和的心态更有助于入眠。

(2) 创造宜人的睡眠环境： 卧室要安静，避免强光。调整合适的温度和光线，选择舒适的床铺和枕头也有助于提高睡眠舒适度。

(3) 避免在睡前摄入咖啡因和酒精： 这些物质可能会影响你的正常睡眠。

(4) 白天适量运动： 有助于提高夜间睡眠质量，但请避免在睡前一小时内进行剧烈运动。

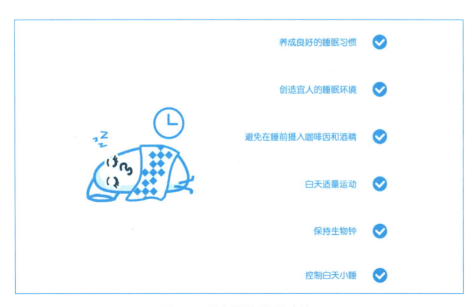

养成良好的睡眠习惯 ✓

创造宜人的睡眠环境 ✓

避免在睡前摄入咖啡因和酒精 ✓

白天适量运动 ✓

保持生物钟 ✓

控制白天小睡 ✓

图 4-10 提高睡眠质量的方法

（5）**保持生物钟：** 尽量规律作息，设定固定的睡觉和起床时间，哪怕周末也要尽量保持一致。

（6）**控制白天小睡：** 除非感到极度疲劳，否则白天睡觉时长不要超过 20 分钟，以免影响夜间睡眠。

2. 调整心理状态的方法

（1）**呼吸放松调节法：** 通过深而缓慢的腹式呼吸，让身心进入放松状态。

（2）**音乐调节法：** 聆听轻柔的音乐，特别是那些能让你感到愉悦的曲目，有助于缓和情绪，提高注意力，减轻压力。

（3）**合理宣泄调节法：** 通过与朋友交流或写日记等方式，有效释放内心的不快与压力。

（4）**理性调节法：** 遇到问题时，尝试以更广泛的视角看待，分析自己的看法是否正确，从而以更积极的态度面对。

（5）**积极语言暗示法：** 使用积极的语言来影响自己，比如反复说一些正能量的话，有助于调整情绪。

（6）**情绪转化法：** 将负面情绪转化为积极的行动，投入到某项活动中，让注意力得以转移，实现情绪的积极转变。

保持良好的睡眠和心情，是促进身体健康的关键。尝试这些方法，找到适合自己的方式，让每一天都充满活力和好心情。

肺部结节，你不要怕

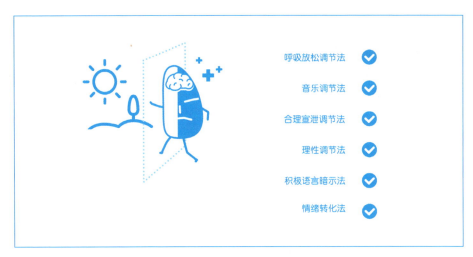

呼吸放松调节法 ✓

音乐调节法 ✓

合理宣泄调节法 ✓

理性调节法 ✓

积极语言暗示法 ✓

情绪转化法 ✓

图 4-11 调整心理状态的方法

增强免疫，定期体检

一、提高免疫力

提高免疫力不需要什么高级的手段，以下这些简单方法可能对你更有帮助：

1. 均衡饮食

吃得健康有助于提高免疫力。多吃新鲜蔬菜水果、全谷物、坚果，尽量避免吃高脂、高糖、高盐的食物。

2. 适量运动

每周进行一些中等强度的有氧运动，如快走、慢跑、游泳等。再加上一些力量训练和柔韧性训练，可以让你的免疫系统更为强大。

3. 睡眠充足

每晚保持 7—8 小时的睡眠时间，有助于免疫系统的正常运作。

4. 减轻压力

学会一些简单的放松技巧，比如深呼吸、冥想等，帮助你减轻压力，从而提高免疫力。

5. 戒烟和避免吸二手烟

吸烟和暴露在二手烟中会损害你的肺部和免疫系统。戒烟和避免吸二手烟，对提高免疫力大有益处。

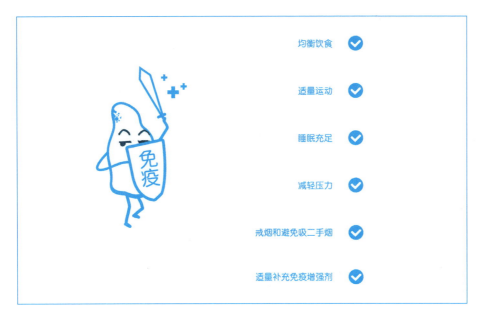

均衡饮食 ✓

适量运动 ✓

睡眠充足 ✓

减轻压力 ✓

戒烟和避免吸二手烟 ✓

适量补充免疫增强剂 ✓

图 4-12　提高免疫力的简便方法

6. 适量补充免疫增强剂

在医生的建议下，可以适量补充一些免疫增强剂，比如维生素 D、维生素 C、锌等。

注意事项：

1. 提高免疫力需要长期坚持，不能仅仅依赖药物或保健品。

2. 使用免疫增强剂时，务必在医生的建议下进行，按医嘱使用，避免过量或不当使用。

3. 在提高免疫力时，要注意个体差异和疾病状况，遵循医生的建议，避免过度追求提高免疫力而导致加重身体负担和不良反应。

　　总的来说，就是"三好一适度"，也就是吃好、睡好、心态好，适度运动。

二、定期体检

1. 为什么要定期体检

定期体检对于肺部结节患者非常重要，它能够及时发现疾病的变化和进展。对于肺部结节，定期检查可以观察结节的大小、形状、密度等指标，评估病情和治疗效果，为医生调整治疗方案提供重要信息。此外，定期体检还有助于及时发现和治疗其他相关疾病，比如肺气肿、慢性支气管炎等。

2. 肺部结节患者的体检项目主要包括以下几类

（1）**肺部影像检查**：主要是 CT 检查，能够详细观察肺部结节的形状、大小和密度，它是主要的筛查和评估手段。

（2）**血常规、血生化检查**：通过这些检查可以了解患者的整个身体状况和营养状况，为医生制订治疗方案提供参考。

（3）**肺功能检查**：包括肺通气功能检查、弥散功能检查等，可以评估患者的肺功能状况，为患者的康复和治疗方案的调整提供依据。

（4）**活体组织检查**：针对一些高风险或可疑恶性结节，可能需要进行活组织检查，以明确诊断和指导治疗。这是更为详细和确切的诊断手段。

病情监测，随访无忧

一、定期复查的重要性与频率安排

肺部结节患者要定期进行复查，这非常关键，因为这些结节可能是良性的，也可能是恶性的。定期复查可以帮助医生及时了解肺部结节的变化情况，从而确定结节的性质，并采取适当的治疗措施。

对于肺部结节患者，复查的频率应该考虑结节的大小、形状、密度，以及患者的年龄、吸烟史和家族病史等因素。通常情况下，如果结节较小、形状规则、密度均匀，而且患者没有患肺癌的危险因素，可以每 6 个月或 1 年进行一次复查。如果结节较大、形状不规则、密度不均匀，或者患者存在患肺癌的危险因素，可能需要每 3 个月或 6 个月进行一次复查。

在复查过程中，医生可能会建议进行肺部 CT、PET-CT、血常规、肿瘤标志物等检查，以全面了解肺部结节的变化情况。如果复查时发现结节有恶性变化进展的迹象，比如体积增大、形状不规则、密度不均匀或者有血管侵犯等，医生可能会建议进行更进一步的检查和治疗，例如支气管镜检查、穿刺活检或者手术切除等。

总体来说，定期复查对于监测肺部结节的发展至关重要，可以帮助医生及时制订适当的治疗方案，提高治疗的成功率。

　　注意：尽管每次 CT 检查的辐射量很小，但因为 CT 属于电离辐射，所以除非必要，应该尽量避免高频度的 CT 检查。

二、病情监测

1. 定期复查肺部 CT

肺部 CT 是监测病情的主要手段之一，通过它可以看到肺部结节的大小、形状和密度的变化。医生一般建议患者按照规定的时间间隔进行肺部 CT 复查。

2. 观察症状变化

大多数肺部结节患者并无明显症状，少数肺部结节患者可能会经历咳嗽、咳痰、胸痛等症状。如果这些症状有所加重或者出现新的症状，患者应及时就医，向医生报告症状变化。

3. 进行血液检查

血液检查能提供一些重要信息，如炎症指标和肿瘤标志物的变化。患者应按照医生的建议，定期进行血液检查，以帮助判断肺部结节的性质。

4. 注意生活方式

肺部结节患者需要维持良好的生活方式，包括戒烟、避免接触有害物质、保持室内空气流通、定期运动等。这有助于减少对肺部的刺激和损害，有利于病情的稳定。

5. 根据医生建议进行调整

如果医生根据复查结果和病情变化建议调整治疗方案或进行更深入的检查，患者应该积极响应，听从医生的建议，确保及时采取适当的治疗措施。与医生保持沟通，是病情监测中至关重要的一环。

社交支持，心灵疗愈

一、建立良好的社交网络，寻求心理支持

肺部结节的治疗可能伴随各种挑战，因此建立一个良好的社交网络变得至关重要。通过与他人分享治疗经历和生活经验，患者们可以相互支持，共同应对疾病带来的困扰。

1. 加入患者互助团体

在互联网时代，有很多线上和线下的患者互助团体。患者可以积极加入这些团体，与其他患者分享治疗心得、生活调整的经验，共同度过治疗过程中的艰难时刻。

2. 参与社区活动

积极参加社区活动，如健康教育讲座、康复训练班等，不仅可以帮助拓宽社交圈子，还能获取更多关于疾病的相关知识。

3. 亲友支持

不要犹豫向亲友表达需求和感受，他们的理解和陪伴是无价之宝。定期与亲友聚会，分享生活琐事，这有助于维持良好的精神状态。

4. 心理辅导

寻找专业的心理医生或心理治疗师，向他们咨询有关肺部结节的心理问题，如焦虑、恐惧、抑郁等。专业的帮助能够提供有效的心理治疗和支持。

5. 关注肺部健康资讯

关注与肺部健康相关的资讯，如医学文章、讲座、纪录片等，以提高对肺部结节的认知水平，同时学习更好地管理自己的健康。

6. 康复活动和锻炼

参与康复活动和锻炼，如瑜伽、太极、慢跑等，以促进身体和心理的健康。这有助于减轻焦虑和恐惧，增强患者的自信和勇气。

通过以上方法，肺部结节患者可以积极寻求心理支持，克服困难，更好地面对疾病治疗过程中的挑战。

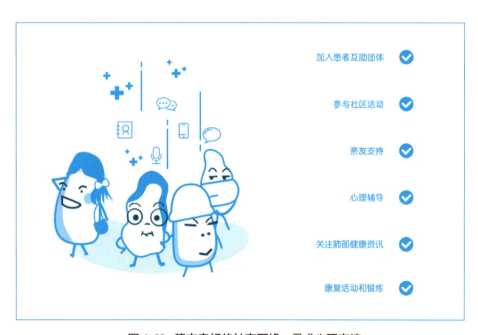

图 4-13　建立良好的社交网络、寻求心理支持

二、保持乐观心态、
积极面对生活的建议与策略

在面对肺部结节的挑战时，保持积极的心态是至关重要的。以下是一些建议和策略，可以帮助你更好地面对生活：

1. 接受现实

首先要了解自己的病情，明白肺部结节的性质和治疗方法，避免陷入过度的焦虑和恐惧。

2. 积极治疗

积极配合医生提出的治疗方案，按时服药、定期复查，坚信自己有能力战胜疾病。

3. 保持健康生活方式

培养良好的生活习惯，包括均衡饮食、适量运动和充足睡眠，这有助于提高身体的抵抗力。

4. 学会放松

运用深呼吸、冥想等方法进行放松，缓解身心压力和焦虑感。

5. 培养兴趣爱好

发展自己的兴趣爱好，比如绘画、音乐、摄影等，让生活更加有趣和多彩。

6. 保持积极乐观的心态

相信自己有战胜疾病的力量，积极面对生活，专注于生活中美好的事物。

7. 保持学习和成长

利用业余时间学习相关知识，了解疾病的发展和治疗方法，提高自己的认知水平。

8. 感恩美好生活

与亲友一同享受美好时光，珍惜每个与他们相处的瞬间，感恩生活中的点滴幸福。

良好的心态能够促进身体康复。与亲友保持沟通，寻找心灵寄托，努力保持积极的生活态度，将有助于你更好地应对肺部结节的挑战。

患者的心理调适和康复计划

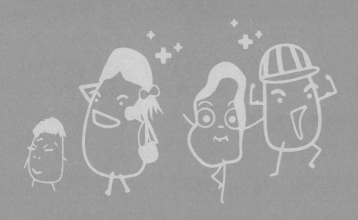

正视疾病，轻松应对

一、确诊初期的心理反应与应对

在得知肺部结节的确诊消息时，患者可能会经历一系列心理反应，如果有以下反应，不用担心，这都是正常的现象。

1. 恐惧和不安

突然得知患有肺部结节可能让人感到害怕和不安，担心疾病的严重性、治疗效果以及未来的生活质量。

2. 焦虑和紧张

在等待进一步诊断和治疗的过程中，患者可能会感到极度焦虑和紧张，对治疗产生不必要的担忧。

3. 否认与回避

有些人可能选择否认自己的病情，试图逃避现实。他们可能会避免讨论或思考疾病，以保持心理上的舒适。

4. 悲伤和失落

肺部结节可能影响到部分患者的日常生活和工作，导致情绪沮丧和失落，让他们对未来感到迷茫和无助。

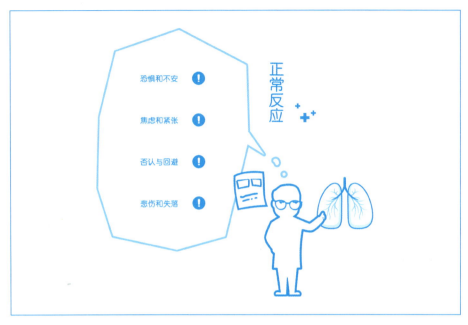

图 5-1 疾病确诊初期的心理反应

面对确诊初期的心理反应，患者可以采用以下几种应对措施：

1. 接受现实

保持冷静和理智，尽量接受自己的病情。了解肺部结节的相关知识，正确认识疾病和治疗方案。

2. 寻求支持

与家人、朋友或医生分享感受和困惑。他们可以给予情感上的支持和建议，帮助更好地应对疾病。

3. 配合治疗

相信医生的专业判断，积极配合治疗。按照医生的建议进行必要的检查和治疗，以提升治疗效果和加快康复速度。

4. 尝试放松

尝试一些放松技巧，如深呼吸、冥想、瑜伽等。这有助于缓解焦虑和紧张情绪，保持良好的心态。

5. 调整心态

尽量保持乐观的心态，相信自己能够战胜疾病。同时，学会调整情绪，面对困难时保持坚强和勇气。

总的来说，肺部结节患者在疾病确诊初期可能会出现一些心理反应，但采取积极的应对措施可以帮助他们更好地应对疾病。通过接受现实、寻求支持、积极配合治疗、寻找放松的方式以及保持积极心态等方法，患者基本上都可以逐渐克服心理障碍，顺利度过这段困难时期。同时，注意选择适合自己的方法和策略，避免过度焦虑或过分依赖药物。

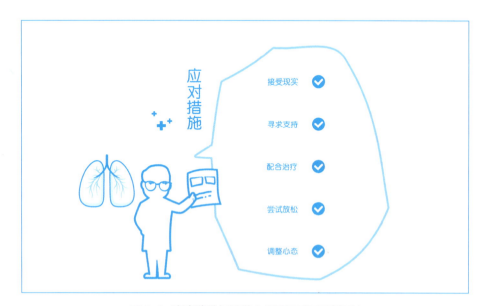

图 5-2　疾病确诊初期的心理反应的应对措施

二、治疗及康复过程中的心理调适与支持

大多数肺部结节对患者的寿命和健康并不会有影响，只是需要定期观察，不需要任何治疗。但少数需要治疗的肺部结节患者，在接受治疗的过程中，可能会遇到各种挑战和压力，比如手术、化疗、放疗等治疗方式可能带来的副作用和风险，还有疾病的复发和转移、生活质量的下降等问题。这些挑战和压力可能会导致焦虑、恐惧、抑郁等心理问题，影响患者的治疗和康复过程。

为了帮助患者更好地面对这些心理问题，这里有一些建议：

1. 勇敢面对

要勇敢地接受现实，相信医生的专业判断，积极配合治疗和康复，以获得最佳的治疗效果。

2. 保持乐观

保持乐观、积极的心态有助于加快康复速度和提高治疗效果。要看到事情乐观的一面，相信自己能够战胜疾病，并逐渐恢复健康。

3. 放松身心

学会一些自我调适的技巧，比如深呼吸、冥想、放松训练等，有助于减轻焦虑和缓解紧张情绪，保持心理平衡。

4. 医护沟通

与医生和护士保持良好的沟通，了解治疗方案和可能的风险，建立信任和合作关系，以减轻焦虑和担忧。

5. 恢复日常

在医生的指导下，逐步恢复日常生活和工作。不要急于求成，而是根据自己的身体状况和康复进度逐步增加活动量和工作强度。

6. 培养爱好

在治疗和康复期间，尝试培养一些新的兴趣爱好，以放松身心、缓解压力。这也有助于提高生活质量，增强康复信心。

7. 定期复查

按照医生的建议定期进行复查和监测，这有助于及时发现病情的变化和治疗的副作用。及时解决问题，保证治疗的顺利进行。

8. 健康生活

戒烟戒酒，保持健康的饮食习惯，适当运动，保证充足的休息和睡眠时间。建立健康的生活方式有助于身体康复和增强免疫力。

9. 应对不适

手术后可能会有一些咳嗽、疼痛和不适感。患者可以尝试通过放松技巧、药物或冥想来缓解疼痛，避免过度焦虑或紧张而加重不适感。

10. 设定目标

根据个人情况设定合理的康复目标，如逐步增加运动量、学习新的技能等。这些目标有助于激发患者的积极性和动力，促进身体康复。

11. 合理服药

在医生的建议下合理使用药物，避免过度依赖药物带来的副作用和心理依赖。同时也要注意保持良好的生活习惯和心态，提高身体的自愈能力。

以上这些方法和技巧旨在帮助肺部结节患者更好地适应治疗和康复期，保持积极的心态，促进身心健康。记住，每个人的康复过程都是独特的，重要的是根据个人情况选择适合自己的方法，在医疗团队的帮助下走向健康的未来。

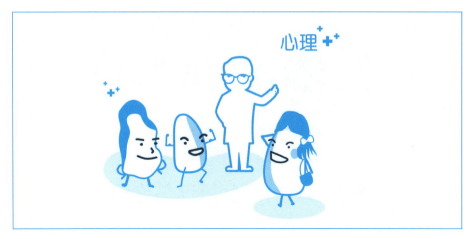

图 5-3 治疗及康复过程中的心理调适与支持

战胜恐惧，知识就是力量

一、了解肺部结节的发病机理与治疗手段

了解肺部结节的一些关键信息，可以帮助你更好地理解这个问题，减轻心中的担忧：

1. 发病率

肺部结节的发病率正在逐年上升，但需要知道的是，大多数肺部结节都是良性的，95% 以上的结节是无害的，只有约 5% 可能是恶性的。

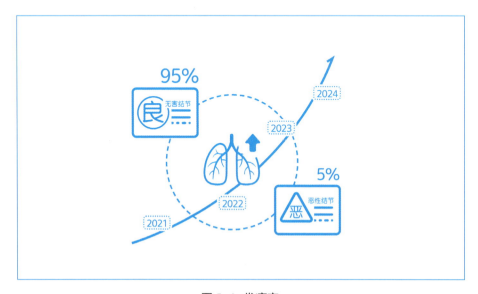

图 5-4　发病率

2. 发病原因

肺部结节的发病原因有很多，最常见的包括肺部感染、炎症和疤痕组织增生。这些原因引起的肺部结节通常很小，对身体健康的影响相对较小。

3. 治疗手段

对于良性肺部结节，通常的处理方式包括观察和药物治疗。如果结节较大或者有恶性的可能性，需要通过手术切除。现代医学技术使得肺部结节的手术变得微创和安全，尤其是在早期发现和治疗时，效果较好，大部分能够治愈。

4. 生存率

早期发现和治疗肺部结节可以显著提高患者的生存率。根据研究，早期肺癌患者的五年生存率可以超过 90%，而对于原位癌或微浸润性腺癌阶段，五年生存率更可达到 99% 甚至 100%。

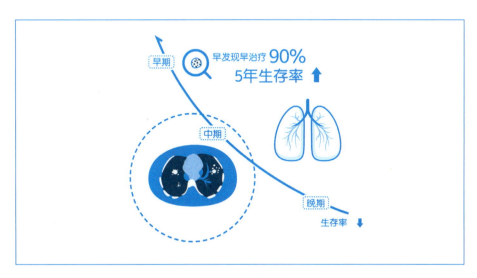

图 5-5 生存率

5. 预防措施

保持健康的生活方式是降低肺部结节发生率的关键。戒烟、健康饮食、规律作息等都是有效的预防手段。定期体检也是防止肺部结节问题的重要措施。

通过了解这些信息，你可以更清楚地了解肺部结节，并明白它并不会对你的健康、寿命和生活质量造成严重影响。有了正确的认识，你可以更加自信地面对这一挑战，同时也更积极地参与治疗和康复。

二、增加对医学进步的信心，积极配合治疗

随着医学不断进步，对于肺部结节的治疗方法也变得更加精准和安全。以下是一些你可以信赖的医学进步，它们将帮助你更加积极地面对治疗：

1. 诊疗技术发展

医学技术的飞速发展使得肺部结节的诊断和治疗更加精准。现在，医生可以根据你的体质、生活方式等因素，量身定制个性化的治疗方案，提高治疗效果。

2. 手术技术进步

现代医学的手术技术越来越成熟和安全。对于肺部结节，微创手术如胸腔镜和机器人手术广泛应用，大大减少了手术创伤，缩短了术后恢复时间，同时提高了手术成功率。

3. 药物治疗效果

针对肺部结节的药物治疗也在不断进步。针对肺癌的新型治疗手段如靶向药物和免疫治疗的出现，使药物治疗效果更显著，提高了患者的生存率和生活质量。

4. 早期筛查

随着影像学技术的不断发展，现在可以通过定期进行胸部 CT 等检查，早期发现肺部结节，从而提高治疗效果和患者的生存率。

5. 康复护理

医学不仅在治疗方面有所改进，康复护理水平也得到了更完善的提升。现代化的康复护理可以帮助患者更好地恢复身体功能，减少术后并发症，提高整体生活质量。

这些进步意味着现在的治疗方式更加可靠和有效。信任医学的不断创新，同时积极面对治疗过程，你将更有信心面对肺部结节的挑战。

三、克服恐惧、焦虑等情绪的方法与建议

对于肺部结节患者来说，克服恐惧和焦虑是很重要的一部分。这部分内容前面已经有所提及，不再赘述。以下是一些建议，希望能够帮助你保持冷静、理解病情，同时培养积极的心态：

1. 保持冷静，避免过度惊慌

首先，不要让恐惧蔓延，要保持冷静。明白大多数肺部结节都是良性

的，而现代医学有多种有效治疗方法。相信科学，相信医生，这能让你更有信心面对疾病。

2. 积极与医生沟通

主动与医生交流，了解自己的病情和治疗方案。医生会用通俗易懂的语言解释疾病的原因、治疗的方式，以及可能的风险和效果。这样你就能更清楚地了解病情，减少不必要的担忧。

如何跟医生有效沟通

3. 寻求心理支持

恐惧和焦虑是正常的情绪反应，不必独自承受。与家人、朋友，或者其他患者交流，分享感受和疑虑。如果需要，专业心理医生也能提供更深层次的支持和建议。

4. 关注自身的情绪变化

认识到情绪的波动是正常的，不必过于苛责自己。尝试用一些放松技巧，如深呼吸、冥想，来缓解紧张和焦虑，帮助维持情绪的平衡。

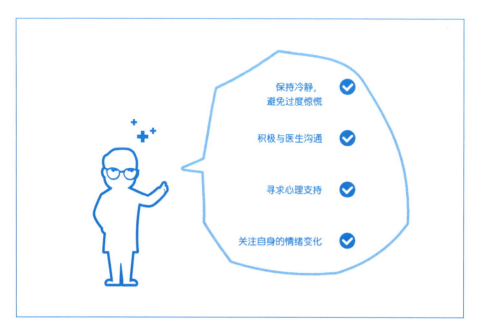

图 5-6 克服恐惧、焦虑等情绪的方法与建议

通过采取这些方法，你可以更好地面对恐惧和焦虑，保持平和的心态，从而更好地参与治疗过程，提高应对疾病的信心。

积极心态，康复之路的灯塔

一、保持乐观、积极面对生活的态度

前面已经讲过积极心态的重要性，这里我们再次强调保持积极、乐观的心态对于肺部结节患者的康复为什么如此重要：

1. 促进心理健康

保持心情愉快、积极的心态可以帮助你更好地应对焦虑和沮丧，促进心理健康。愉快的心情还能增强身体的免疫力，使你更有力量抵御疾病。

2. 促进身体康复

积极的心态有助于促进身体康复。它可以增强身体的功能，从而加速伤口愈合，提高生活质量和加快康复速度。你的心情愉快了，身体才会更有活力。

3. 增强抗压能力

保持乐观的态度可以增强你对压力的抵抗力。这使你更好地应对疾病可能带来的各种挑战和压力，有助于身体更好地康复。

4. 改善人际关系

积极乐观的心态会改善你与他人的关系，促进更好的交流和合作。在康复过程中，获得更多的支持和帮助可以帮助你更好地恢复健康。

5. 增强信心和自尊心

乐观的心态可以增强你的信心和自尊心。这使你更能坚定地面对疾病和康复问题的挑战，从而更好地实现身体的康复。

在康复的道路上，态度决定成败。积极心态就像阳光一样，能够照亮康复的每一步，让你更坚强、更有勇气迎接每一天。

二、改变消极思维方式，
寻找生活中的快乐与意义

肺部结节患者可以通过改变消极思维方式，找到生活中的快乐和意义。这并不是一条容易的路，但以下方法可能有助于你在艰难时期保持积极的心态：

首先，要认识到自己可能有一些消极的思维，比如觉得"我一定会得肺癌""我的生活变得毫无意义"。

接着，需要勇敢地挑战这些消极思维。可以告诉自己："虽然我得了肺部结节，但这并不一定就是肺癌，我可以通过积极的态度和生活方式来寻找生活中的快乐与意义。"或者"我虽然得了肺癌，但大多数人治疗效果都很好，我就是属于效果好的那一部分人。"

可以通过以下方法来寻找生活中的快乐与意义：

1. 重新审视问题

当你觉得消极时，试着从不同的角度看待问题。将疾病视为身体对你发出的一种警醒，让你更加关注自己的健康。

2. 专注于可控制的事物

虽然有时候我们不能控制疾病的发生，但我们可以控制对它的应对方式。专注于那些你能够控制的事物，比如保持健康的饮食和适量运动。

3. 寻找小确幸

即使生活中有挑战，也总有一些值得感激的小事。每天寻找一个让你感到快乐的小瞬间，不论大小，都值得庆祝。

4. 设定新的生活目标

疾病改变了你的生活，但并不代表生活就结束了。设定新的生活目标，无论是学习新技能还是计划一次旅行，都能为你的生活注入新的意义。

5. 专业心理咨询

如果发现自身无法改变消极思维，可以考虑寻求专业的心理咨询师帮助。他们能够提供实用的工具和策略，帮助你更好地转变思维方式。

在这个过程中，理解自己的情感，寻找积极的思考方式，以及寻求支持都是走向康复的关键一步。

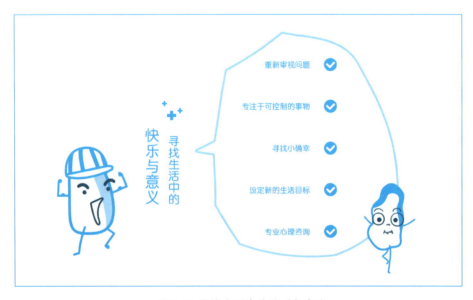

图 5-7 寻找生活中的快乐与意义

个人专属，康复计划

一、康复计划

1. 了解疾病情况

肺部结节可能是良性的，也可能是恶性的，了解肺部结节知识对我们制订康复计划非常有帮助。知道疾病的成因、分类和治疗方法将成为我们制订计划的基础。

2. 制订康复目标

根据自己的情况，制订一些实实在在的康复目标。这些目标可以包括身体状况的改善、心理状态的调整，甚至是生活质量的提升。确保这些目标既具体又可行。

3. 制订康复计划

在制订康复计划时，我们需要考虑各个方面，包括饮食、运动、药物治疗和心理辅导等。同时，别忘了制订一个适合你个人情况的康复计划，因为每个人都是独一无二的。

4. 实施康复计划

按照制订好的康复计划逐步实施。在这个过程中，要留意身体状况的变化和反应，及时调整计划，确保每一项措施都得以有效实施。

5. 定期评估与调整

定期评估康复计划的实施效果，根据评估结果进行调整和完善。同时，记得要定期进行体检和影像学检查，以便观察肺部结节的变化情况，为进一步的治疗和康复提供有力的依据。

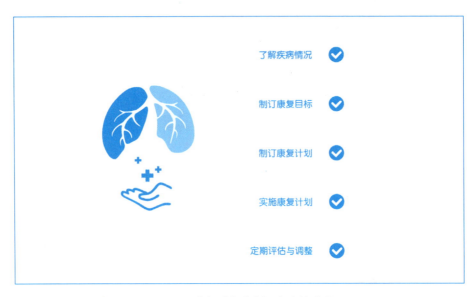

了解疾病情况 ✓

制订康复目标 ✓

制订康复计划 ✓

实施康复计划 ✓

定期评估与调整 ✓

图 5-8　康复计划的制订与实施步骤

制订康复计划对于患者的身体恢复非常重要，需要注意以下几个事项：

1. 合理安排时间

制订康复计划时，务必合理安排时间，确保各项措施能够得到有效实施，同时避免过度疲劳和过度锻炼。

2. 选择适合自己的方法

制订康复计划时，要选择适合自己的方法和措施，避免盲目跟从或过度依赖某种方法。

3. 与医生保持沟通

在制订和实施康复计划时，与医生保持沟通是关键。医生及时了解病情变化，提出治疗建议，确保康复计划实施的合理性和有效性。

4. 保持积极心态

在康复过程中，要保持积极心态，避免消极情绪的影响。调整心态，适应生活和工作中的变化同样重要。

　　制订并实施康复计划，让我们一步步走上康复之路，更好地应对肺部结节带来的挑战。

二、术后康复

肺部结节术后康复不仅关乎患者的身体恢复情况，还直接影响其生活质量和长期健康。以下是肺部结节术后康复过程中的几点关键注意事项：

1. 伤口护理

手术后一周内要特别注意保持伤口清洁干燥，避免感染。手术后两周内避免剧烈运动或提重物，以防伤口裂开或出血。

2. 疼痛管理

术后可能有些许疼痛，可以在医生的建议下使用止痛药。同时，也可以尝试一些非药物方法，比如放松技巧和物理治疗。

3. 呼吸训练

手术后进行呼吸训练是非常重要的，有助于恢复肺功能。可以尝试深呼吸、缩唇呼吸、咳嗽、吹气球等练习，促进排痰。

4. 生活调整

手术后需要适应新的生活方式，戒烟、戒酒等。同时，也要保持健康的生活方式，包括均衡饮食和适度运动。

5. 定期复查

手术后要定期进行复查，观察肺部情况的变化。如果有异常，医生会及时调整治疗方案。

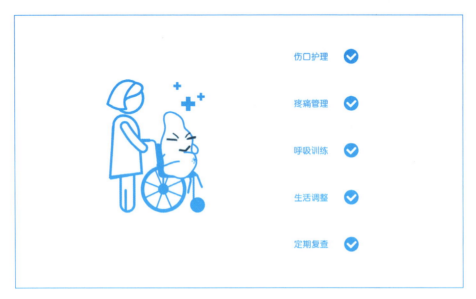

图 5-9 手术后康复过程中的关键注意事项

三、力量支撑

1. 积极心态助你康复

对于康复而言，拥有积极心态是相当关键的。积极心态可以帮助你更好地迎接疾病和治疗的挑战，同时还能增强你的身体免疫力和心理素质。保持积极心态能让你更自信、更乐观，从而更好地面对疾病治疗和康复的过程。

2. 坚持不懈地努力促进康复

康复治疗是一个长期的旅程，需要你持之以恒地努力。只有坚持不懈地进行治疗和锻炼，才能收获更好的康复效果。持续努力也能够增强你的自信心和毅力，助你更好地面对疾病和治疗中的各种挑战。

3. 支持是你的力量源泉

在康复的道路上，得到支持至关重要。这种支持可以来自各方面，包括家人、朋友、医生和康复治疗师。家人的关心和鼓励如同一束温暖的阳光，让你得到宽慰，同时增强你的信心和勇气；医生和康复师的专业知识能够帮助你更深刻地理解病情和治疗方案，从而做出更理智的决策，也能够帮助你更有效地进行康复治疗和锻炼，获得更好的康复效果。

　　在康复过程中，保持积极心态、坚持不懈地努力，以及得到周围人的关爱和支持，将成为你战胜疾病的有力支撑。无论在何时，你都不是独自一人，因为你有一个强大的后援团在你身边。

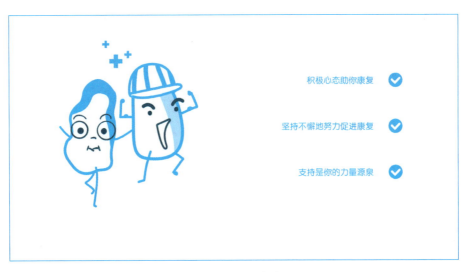

图 5-10　力量支撑

重新规划，就业支持

一、重新规划

1. 重新规划生活

绝大多数患者术后可以完全恢复到术前的工作和生活状态，但少数患者术后需要重新安排自己的生活，包括饮食、锻炼、作息等方面。确保摄入富含蛋白质、维生素和矿物质的食物，避免摄入过多高脂肪、高盐和高糖的食物，有助于维持身体的健康。适度的锻炼，如慢跑、打太极、做瑜伽等，可以提高身体免疫力和心理素质。保持充足的睡眠和良好的心理状态同样是促进康复和健康的重要因素。

2. 重新规划工作

如前所说，绝大多数患者术后可以完全恢复到术前的工作和生活状态，少数患者在康复过程中，考虑身体状况和能力，需要重新思考工作安排。如果工作环境存在二手烟、空气污染，或者工作需要长时间站立、久坐，或者劳动强度大等，可以考虑调整工作方式或环境，减轻身体负担和压力。此外，与同事和上司保持沟通，寻求支持和理解，对于工作调整也是非常有帮助的。

3. 建立支持网络

康复过程中建立支持网络至关重要，包括家人、朋友、医生和康复治疗师等。家人和朋友的支持有助于缓解身体、心理的压力，提高信心和勇气。医生和康复治疗师的指导、支持可以帮助患者更好地应对疾病和康复过程，提升生活质量和健康水平。

4. 应对压力和挑战

康复过程中学会应对压力和挑战是至关重要的。通过学习深呼吸、冥想、放松训练等方法，患者能够缓解身体和心理的压力，提升心理素质和应对能力。此外，寻求心理咨询和支持也是帮助应对疾病和康复过程中的压力及挑战的有效途径。在这个过程中，与专业人士合作，学习有效的压力管理技巧，能够更好地保持积极心态，促进康复。

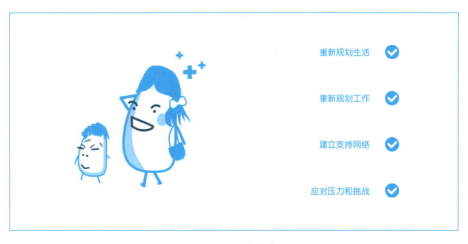

重新规划生活 ✓

重新规划工作 ✓

建立支持网络 ✓

应对压力和挑战 ✓

图 5-11　重新规划

二、就业支持

1. 与单位沟通

少数肺部结节患者，术后可能需要在工作中进行一些调整以更好地适应康复过程，和单位领导进行坦诚的沟通是关键。你可以向单位领导详细描述你的病情和康复需求，争取得到理解与支持。这可能包括减少工作时间、调整工作内容等，以确保你在康复的同时能够保持工作和生活的平衡。

2. 探索社会保障

了解所在地的社会保障政策对于减轻经济压力很有帮助。社会保障通常包括残疾保险、医疗保险等，由政府相关部门提供服务。符合条件的患者可以通过社保体系获得一定的经济支持，有助于减轻医疗和日常生活费用的负担。

3. 利用非政府组织资源

一些非政府组织致力于帮助患病群体。他们可以提供信息咨询、心理支持、经济救助等服务。患者可以主动联系这些组织，获取更多的帮助和支持。

关爱与支持，
患者家属必读

家庭的力量，支撑你的康复之路

一、家庭的温暖，患者的力量

家人在肺部结节患者的康复过程中扮演着非常重要的角色。

1. 陪伴与理解

家人就是患者最亲近的伙伴，他们的陪伴和理解对患者来说至关重要。当患者感到身体不适或心理压力大时，家人的陪伴让患者有安全感，不再感到孤独。有家人的支持，患者更愿意分享内心的困惑和感受，这种情感上的支持让患者更有勇气积极面对疾病，也增强了治疗的信心。

2. 生活照顾

在治疗期间，患者可能会感到身体虚弱，这时候需要额外的照顾和关心。家人可以帮助患者处理日常生活中的琐事，比如饮食起居、提醒服药等，这样患者会感到更加舒适和便利。

3. 医疗协助和信息支持

家人可以成为患者与医生沟通的桥梁，帮助患者了解病情和治疗方案。他们可以向医生询问相关的问题，将医生的建议和注意事项传达给患者。同时，他们也可以帮助患者理解医学知识，解答患者对治疗的疑问，这有助于增加患者对治疗的信任感，提高患者的配合度。

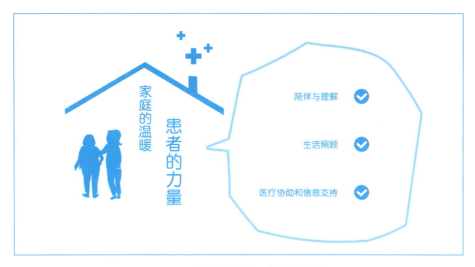

图 6-1 家庭的温暖，患者的力量

二、关爱指南：家属在肺部结节患者康复过程中的实际帮助和情感支持

当家人被确诊患有肺部结节时，家属的陪伴和关心非常重要，除了在生活上提供支持外，情感上的鼓励同样重要，以下是一些实际帮助和情感支持的方法：

1. 温馨情感支持

为患者创造一个开放、真诚的倾诉环境，通过倾听、拥抱等方式传递温暖和力量。理解患者的情感，给予关怀和支持，共同面对疾病。

2. 鼓励积极心态

家属的乐观态度对患者的康复至关重要。分享正面的故事，帮助患者建立战胜疾病的信心，但也要尊重患者的感受，避免夸大或隐瞒病情。

3. 联系心理咨询

在可能的情况下，协助患者联系专业的心理咨询师，学习应对压力和焦虑的技巧，帮助患者更好地调整情绪。

4. 营造温馨环境

在家中营造一个温馨、宁静的环境，有助于患者的休息和康复。可以根据患者的喜好，调整家居环境，营造更有益于康复的氛围。

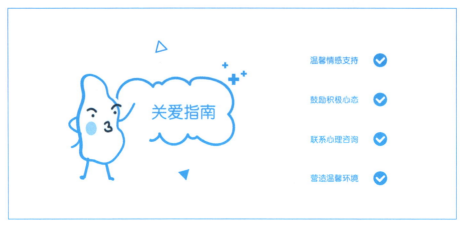

图 6-2　关爱指南

家属如何协助
肺部结节患者康复

一、监督按时服药、定期复查

1. 了解病情和治疗计划

家属首先需要深入了解患者的病情和医生的治疗计划。这包括了解具体的药物名称、用法、剂量，以及复查的时间表和相关事项。

2. 制订详细计划

为了确保患者按时服药和定期复查，家属可以制订一个简单清晰的计划表。将每天的用药时间和剂量、复查日期等内容列成表格或使用手机提醒功能，以防漏掉任何重要的细节。

3. 保持积极沟通

家属与患者要保持良好的沟通。询问患者的感受，了解身体状况，解答疑问，并给予支持和鼓励。共同制订奖励机制，鼓励患者按时完成治疗任务，提升他们的康复动力。

4. 提醒践行健康生活方式

家属不仅要关注服用药物和复查，还要提醒患者保持健康的生活方式。监督饮食、运动和休息，鼓励戒烟，限制饮酒，确保患者有良好的生活习惯。这些措施有助于提高康复效果和生活质量。

家属的参与是患者康复过程中不可或缺的一环，通过细心照顾和有效协助，可以帮助患者更好地应对肺部结节，走向康复之路。

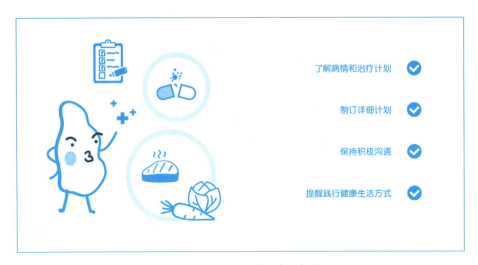

了解病情和治疗计划 ✓

制订详细计划 ✓

保持积极沟通 ✓

提醒践行健康生活方式 ✓

图 6-3 监督按时服药、定期复查

二、协助患者调整生活方式、提高生活质量

患者自觉养成以下生活习惯有困难，往往需要家属协助督促遵守。

1. 规律作息

帮助患者建立规律的作息时间，确保每天都有足够的睡眠。早睡早起有助于身体充满活力，避免过度疲劳。

2. 饮食均衡

留意患者的饮食，让他们多吃新鲜的蔬菜、水果和粗粮。避免油腻辛辣的食物，多摄入富含纤维和蛋白质的食物，如鱼、肉、豆制品等。

3. 适度运动

鼓励患者进行适量的体育锻炼，比如散步、慢跑或做瑜伽。这不仅能够提高肺部功能，还能增强身体素质，提高免疫力。

4. 确保空气清新

确保家中的空气新鲜，远离烟草和燃煤等有害物质。使用空气净化器或摆放一些绿植，有助于提高室内空气质量。

5. 练习呼吸技巧

督促患者练习一些简单的呼吸技巧，如深呼吸、慢呼吸等。这有助于缓解呼吸困难，提高肺部通气功能。

6. 保持良好心情

关心患者的情绪，给予他们关爱和支持。鼓励患者分享内心感受，一起参加轻松的娱乐活动，如看电影、听音乐等，减轻心理压力。

7. 建立社交圈

鼓励患者与亲朋好友保持联系，参加社交活动。良好的人际关系能够缓解患者的心理压力，提升整体生活质量。

8. 应对生活压力

让患者学会应对生活中的压力，使用冥想、渐进性松弛等方法来放松身心，减轻压力。

　　家属在患者康复的过程中发挥积极作用，能够帮助他们更好地适应新的生活方式，提高整体生活质量。

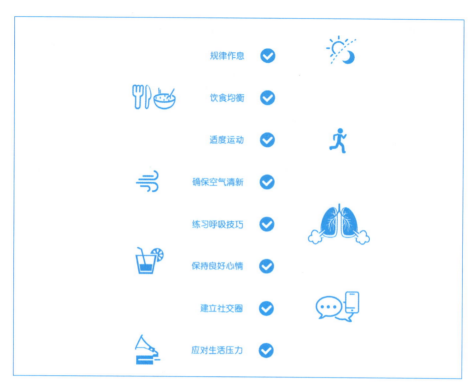

图 6-4　协助患者调整生活方式、提高生活质量

规律作息

饮食均衡

适度运动

确保空气清新

练习呼吸技巧

保持良好心情

建立社交圈

应对生活压力

三、共同参与康复计划、促进患者全面恢复的策略与实践

1. 共同制订康复计划

家人和患者一同设计个性化的康复计划，包括锻炼、饮食、作息等方面的内容。这不仅能激发患者的积极性，也能确保康复计划的实施更为顺利。

2. 阶段性贴心实施

根据患者的病情和康复进度，将康复计划分成不同阶段。家人要时刻留意患者的身体状况，随时微调康复计划，确保患者的康复过程顺畅进行。

3. 共同投入康复活动

鼓励家人和患者一同参与康复锻炼、心理辅导等活动。这不仅有助于增进亲密感和理解，还能增强患者的信心和积极性。

4. 培养患者自我管理技能

家人要鼓励患者学会自我管理，比如自我监测病情、按时服药、调整生活方式等。这有助于提高患者的自理能力，减轻家人的负担。

5. 保持亲密沟通

家人要与患者保持良好的沟通，了解他们的需求、感受和担忧。用耐心、关爱的语言进行交流，与他们共同面对挑战，助其树立信心。

6. 学会倾听和包容

家人要学会倾听患者的感受和想法，给予关心和支持。同时，理解患者在康复过程中的情绪波动和困难，做到多包容、少埋怨。

7. 与医疗团队紧密合作

家人需要与医疗团队保持紧密联系，及时了解患者的病情和治疗进展。在康复过程中遇到问题，要主动向医生和护士请教，确保患者的治疗和康复进展顺利。

　　通过这些互动和沟通的方式，可以让你与患者共同成长，增进亲情，一同面对疾病，共同迎接更美好的未来。

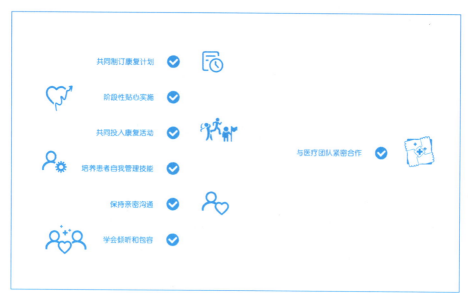

图 6-5　共同参与康复计划

关于患者和家属共同面对疾病的问题，以下两种错误情况需要引起大家注意：

第一，肺部结节患者怕家人担心，对家属隐瞒病情，甚至连做手术都委托亲戚朋友，不给家人知道。

第二，另外一种情况，家属怕影响患者的信心，对患者隐瞒病情，或者避重就轻。

有数据表明，家属和患者都充分了解病情，共同决策，共同面对疾病取得的治疗效果是最好的。因为这样能够充分发挥各方面的优势，同时也避免因家属或者患者不知道病情而对医生的建议产生误解甚至不配合的情况。

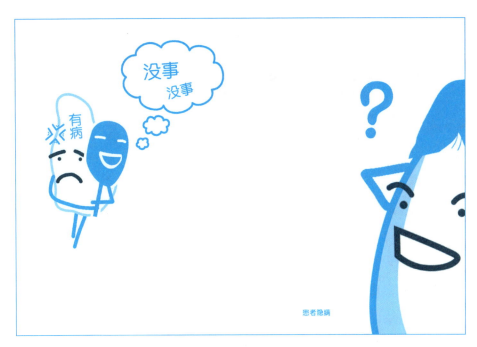

图 6-6 小贴士一：肺部结节患者对家属隐瞒病情

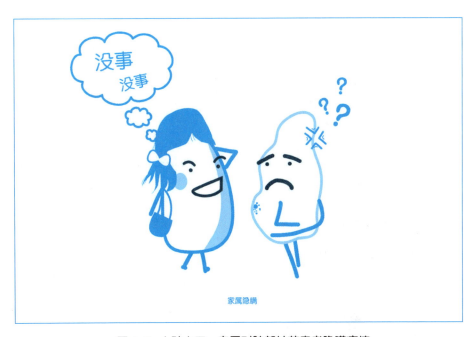

图 6-7 小贴士二：家属对肺部结节患者隐瞒病情

家属的心理关怀
与自我调适

一、面对亲人患病，家属的心理调适方法

当亲人被确诊患有肺部结节时，除了患者，家属也可能会产生各种不安情绪，如焦虑、恐惧和无助。这是正常的反应，以下是一些简单可行的心理调适方法：

1. 面对现实

了解并接受亲人患病的事实，不要逃避或否认，因为这是处理问题的第一步。

2. 寻求支持

不要独自承受所有的情绪。向亲朋好友、医生或其他家庭成员倾诉，分享你的感受和困惑，这样可以得到更多的支持和帮助。

3. 学习相关知识

了解一些关于肺部结节的基本知识，包括病因、症状和治疗方法等。通过学习，你可以更好地了解亲人的病情，也更有信心面对未来的治疗过程。

4. 保持积极乐观

尽管面对困难，但保持积极乐观的态度是很重要的。你的正能量可以成为亲人战胜疾病的一大支持力量。

5. 关注自身健康

在照顾患者的同时，不要忽视自己的身心健康。保持良好的生活习惯，

避免过度疲劳和过大的精神压力，这有助于更好地应对家庭中的挑战。

　　这些方法可以帮助你更好地处理情绪，同时也为你在亲人康复过程中提供了更强大的支持。记住，你不是孤军奋战，有许多人愿意与你一同面对这个挑战。

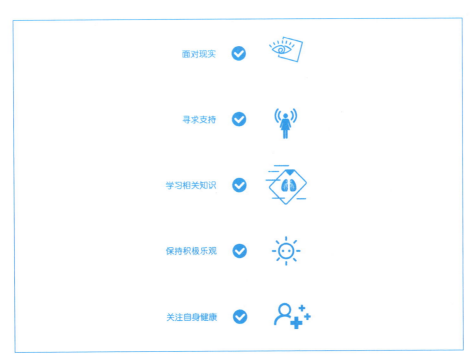

图 6-8　面对亲人患病，家属的心理调适方法

二、缓解家属压力、维持良好心态的建议

当你的亲人被诊断患有肺部结节时，作为家属可能会感到巨大的压力。以下是一些建议，帮助你减轻压力，保持良好的心态：

1. 表达情感

在照顾亲人的过程中，可能会积累很多焦虑和担忧。学会找到适合自己的方式来宣泄情感，可以是与亲朋好友倾诉、写写日记、听听音乐或者尝试做一些舒缓的运动。通过释放情感，你能够减轻内心的负担，让自己感到轻松和宽慰。

2. 保持乐观

面对亲人的疾病，努力保持乐观和积极的态度是至关重要的。相信现代医学的治疗手段，相信亲人的坚强意志，同时也相信自己有能力克服困难。积极的心态会传递给患者，给予他们希望和力量。

3. 合理分配时间

照顾患者固然重要，但也要关心自己的身体和心理健康。合理安排时间，留出一些私人空间和休息时间，避免自己过度疲劳。同时，保持健康的饮食和适度的运动，有助于提升身体素质和免疫力。

4. 寻求社会支持

与亲朋好友、社区资源建立联系，争取他们的支持。共同分担照顾的责任，减轻你的负担。从他们那里获取情感上的支持和建议，让你在这个过程中不感到孤单。

通过采用这些方法，你可以更好地处理自己的情绪，维持积极的生活态度，同时更好地支持亲人的康复。

记住，你不是一个人在面对这一切。

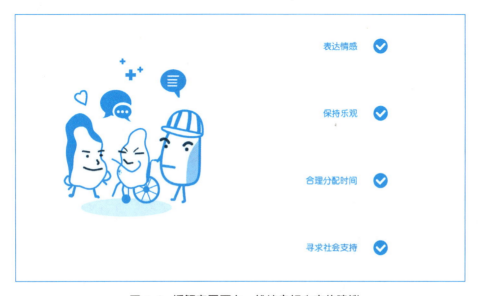

图 6-9　缓解家属压力、维持良好心态的建议

常见问题 100 个不用怕

关丁肺部结节，我们可能会碰到一些谣言，也会产生很多疑问，我们应该如何去面对这些情况呢？首先，应积极寻求专业医生的帮助，遵医嘱进行治疗和康复。其次，注意改善生活习惯，科学认知肺部结节。

第一，明确诊断。如果你发现有肺部结节的情况，首要的是听从专业医生的建议。医生可能会推荐进行一些检查，比如 PET-CT、增强 CT、活检等，这些有助于确定结节的性质是良性还是恶性。

第二，了解风险。了解自己的风险因素也很重要，包括年龄、吸烟史、家族病史等。这有助于评估结节可能带来的风险。

第三，保持关注。即使结节被确定为良性，也需要定期进行复查，以确保能及时发现任何病情的变化。

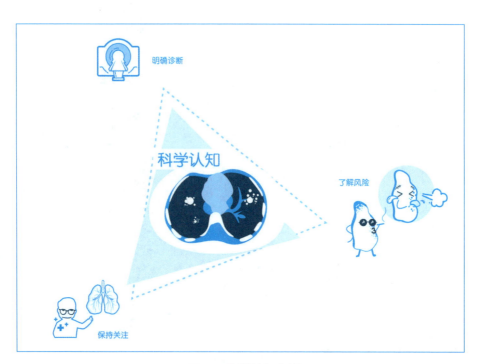

图 7-1 科学认知病情

在科学认知病情的同时，也要避免走入以下几个误区。

第一，盲目恐慌。 发现肺部结节后，不必过度担心。大多数肺部结节是良性的，而不是恶性的。

第二，自行诊断和治疗。 要听从专业医生的建议，避免根据网络信息自行下诊断或自我治疗。

第三，抗拒检查。 尽管一些检查可能带有一定的辐射风险，但在医生的指导下进行是安全的。不要抗拒医生建议的检查。

第四，过度治疗。 对于良性结节，过度治疗并不是推荐的选择，比如不必要的手术切除。这样的过度治疗可能对患者的身体和心理产生不良影响。

　　总的来说，肺部结节患者应该以科学的态度对待病情，听从专业医生的建议，接受必要的检查和治疗，同时要保持积极的生活态度，避免陷入不必要的误区。

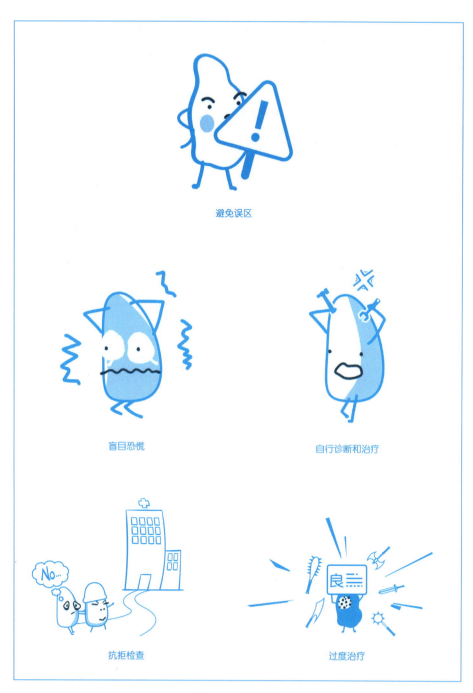

避免误区

盲目恐慌

自行诊断和治疗

抗拒检查

过度治疗

图 7-2　避免误区

发现不用怕

1. 我们的肺长什么样，有什么作用？

　　肺分为左肺和右肺，分别位于胸腔的左侧和右侧。它们之间被心脏、气管和食管隔开，心脏偏向左边，所以两边的肺是隔开的，左右胸腔是不相通的。左肺由上、下两个部分组成，而右肺由上、中、下三个部分组成。左肺大约占总体肺功能的 45%，右肺大约占 55%，肺的主要功能是进行气体交换。当我们吸气时，肺会把吸入的氧气输送到血液中，供全身使用；当我们呼气时，肺又会把血液中携带的二氧化碳排出体外。简单来说，肺就像是我们身体的"换气扇"，不断地为我们的身体提供新鲜的氧气，并排出废气。

2. 肺部结节的发病率为什么越来越高？

　　（1）**检测技术的进步：** 过去，肺部体检主要是拍 X 光片，但 X 光片难以发现小于 1 厘米的结节；尤其是磨玻璃结节，X 光片几乎没办法发现。现在，越来越多的单位改做低剂量肺部 CT，2 毫米以上的结节都能发现，因此检出率就高了。

　　（2）**环境污染：** 空气污染、吸烟等因素可能导致肺部细胞发生异常增生，形成肺部结节。

（3）人口老龄化： 随着人口老龄化的加剧，肺部疾病的发病率也相应增加，肺部结节的检出率也会上升。

（4）生活方式的改变： 现代人大多缺乏运动、饮食不均衡、长期熬夜，这些不良的生活习惯都可能导致身体免疫力下降，增加肺部结节的发生风险。

3. 良性的肺部结节都是小结节吗？

肺部结节有大有小，不能仅凭大小来判断其性质。小的肺部结节可能是良性的，而大的肺部结节也可能是良性的。因此，需要综合考虑其他因素，如密度、边缘、增长速度等，来确定肺部结节的性质。

4. 肺部结节能够预防吗？

因为肺部结节的成因非常复杂，所以，确实没办法完全预防肺部结节的产生，但正如前文讲过的，我们可以通过保持健康的生活方式，如戒烟、限酒、规律作息、适度运动等，来降低患肺部结节的风险。另外，因为恶性磨玻璃结节可能跟空气污染和 EGFR 基因突变有关系，在我们无法控制基因突变的情况下，尽量避免空气污染也能够降低恶性磨玻璃结节的产生风险。

5. 肺部结节会传染吗？

肺部结节是由不同的疾病导致肺部组织异常生长而形成的，它本身不具有传染性。但是，导致肺部结节的疾病不同，有部分疾病可能具有传染性，譬如肺炎、肺结核等。所以，肺部结节会不会传染，要看引起肺部结节的疾病是否具有传染性，而不是结节本身。

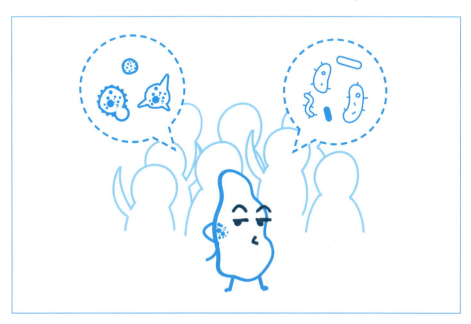

图 7-3　肺部结节会传染吗?

6. 实性结节很危险吗？

肺部实性结节是指肺内直径小于或等于 3 厘米的类圆形或不规则形病灶，影像学表现为密度增高的阴影，可单发或多发，边界清晰或不清晰的病灶。实性结节一般指纵隔窗能见到软组织影的病灶，肺窗上看往往显得比较白，密度较高。实际上，按风险概率来说，实性结节和纯磨玻璃结节相对来说比较安全，而混杂磨玻璃结节风险要更高一些。不过，虽然实性结节恶性的概率小，但如果是恶性的实性结节，往往发展更快，治疗效果更差。

7. 结节旁有血管一定是不好的吗？

当人们谈论肺部结节时，经常会听到"结节旁有血管"的说法，这让很多人感到担忧，认为一定是不好的迹象。但实际上，结节旁有血管并不一定意味着情况严重。

肺部组织包含大量的血管网络，这些血管负责为肺部提供氧气和营养物质。因此，当肺部结节出现时，周围很可能会有血管存在。这并不一定是坏事，因为良性肿瘤或炎症性结节周围也可能会有血管。

然而，如果结节旁的血管出现异常，比如血管增粗、扭曲或不规则，那么这可能是恶性结节的迹象之一。因为恶性肿瘤细胞会释放出一些生长因子，这些生长因子会刺激周围的血管增生，形成所谓的"肿瘤血管"。这些血管与正常血管不同，它们更加脆弱、不规则，容易破裂出血，为肿瘤生长提供养分。

打个比方，血管就像路，结节就像房子，有一个地方本来就有一个四通八达的道路网，如果你在这个地方修一栋房子，这时，你不管把房子建在哪里，附近都可能有一条路。这跟你先建好一栋房子，然后为了这栋房子再专门修一条路过来，是两码事。

8. 接种新冠疫苗是否会导致肺部结节的形成？

接种新冠疫苗的目标是预防新冠病毒感染，而肺部结节的形成可能受到多种因素的影响，包括感染、炎症和其他肺部疾病。截至目前，并没有证据表明接种新冠疫苗会直接引起肺部结节的形成。就像所有疫苗一样，新冠疫苗可能会引起一些轻微的副作用，如注射部位的疼痛、红肿，或者短暂的疲劳、头痛、肌肉疼痛等。这些副作用通常是短暂的，严重的副作用非常罕见。另外，大多数肺部结节患者是可以安全接种新冠疫苗的。

9. 肺部结节是老年人的"专利"吗？

根据相关统计数据显示，儿童与青少年的肺部结节发病率相对较低，约为 0.1%—0.5%。18—60 岁年龄段的肺部结节患者约占总数的 60%—70%。60 岁以上的人群中，大约有 70%—80% 的人患有肺部结节。老年人肺部结节发病率确实比较高，这可能与老年人肺部组织更易受损、免疫功能减弱、患有慢性疾病等因素有关。但肺部结节并不只影响老年人，各个年龄段的人都可能患有肺部结节。

10. 肺部结节一定会癌变吗？

肺部结节并非一定会演变成癌症。实际上，大部分的肺部结节都是良性的，只有一小部分可能发展成为癌症。通常情况下，直径小于 1 厘米的肺部结节，癌变的概率在 1% 左右。随着结节直径的增加，癌变的概率也相应增加。例如，直径在 1 厘米—2 厘米的肺部结节，癌变的概率可能在 5% 左右；而直径大于 2 厘米的肺部结节，癌变的概率可能超过 15%。总的来说，虽然肺部结节有一定的癌变风险，但只要我们及时发现并进行治疗，就能有效地控制病情，甚至完全治愈。

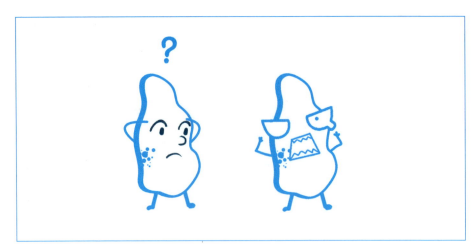

图 7-4 肺部结节一定会癌变吗?

11. 具备恶性特征的肺部结节，就是恶性的?

临床上，有时候良性结节也可能会具备一些恶性结节的特征，让患者感到困惑和担忧。

比如，良性结节也可能生长得比较快，或者形态上表现出边缘不规则，有棘突、毛刺、分叶、胸膜凹陷、支气管征、血管征或者密度不均匀等。我们并不能生硬地根据这些特征就判断结节是恶性的。

那么，为什么良性结节会具备这些恶性特征呢？原因有很多，比如感染、炎症等。这些因素可能导致肺部组织发生异常增生，形成结节，并使其具备一些恶性特征。

总之，即使肺部结节具备了恶性特征，也并不意味着它们一定是恶性的。

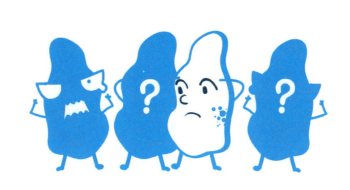

图 7-5 具备恶性特征的肺部结节，就是恶性的?

12. 多发结节比单发结节更危险吗?

多发结节并不一定比单发结节更危险。实际上，多发结节的原因比单发结节更为复杂。多发结节可能是由多种不同的情况引起的，包括感染（如结核、真菌感染）、炎症、良性肿瘤（如错构瘤）、恶性肿瘤（如转移性肿瘤）等。相比之下，单发结节更容易确定原因，因为只有一个结节，医生可以集中精力对其进行详细的评估和检查。

当然，从概率来讲，如果一个患者有多个结节，那么他患恶性肿瘤的风险可能会增加，因为多个结节意味着有更高的概率出现恶性肿瘤。

总之，结节的数量与结节的性质之间没有必然的联系，多发结节可能都是良性的，单发结节也有可能是不好的。

13. 肺部结节很可怕，发现了就没救了吗？

前文讲过，发现肺部结节，要尽量避免两种极端的心态：一种是过度紧张，另一种是过于大意。实际上，肺部结节在很多人身上都存在，其中绝大部分是良性的，不会对身体健康造成太大影响。即使是恶性的肺部结节，也不必过于担心，早发现、早治疗，大多数恶性结节可以得到治愈。

总之，面对肺部结节，我们要保持冷静、乐观的心态，相信科学，相信医学，共同战胜疾病。

14. 体检发现肺部实性小结节应该怎么办？

实性肺部结节恶性的概率比较低，但如果这个实性结节是恶性的话，它的恶性度则比较高，发展比较快。上面这句话听起来比较绕，也就是说，绝大多数的实性小结节都是良性的，但有一种实性结节属于小细胞肺癌，恶性度高，发展快。不及时治疗的话，就会造成严重的后果。所以，体检发现实性结节后要诊断是否属于小细胞肺癌。

由于小细胞肺癌基本上都发生在吸烟者身上，如果你没有吸烟，你的生活环境中没有明显受到二手烟的危害，那么，你这个结节基本上可以断定是良性的。如果你是吸烟者，那么你就应该定期随访这个结节两年以上，才能够排除风险。

15. 对于恶性结节，结节偏小就一定是早期肺癌吗？

可以说，那些长期不消失的小的磨玻璃结节和混合性结节，大多数都是肺癌的早期阶段。但是，对于实性结节类型的肺癌，有时候即使体积不大，也可能已经发生了淋巴结转移或者扩散到身体其他部位，这种情况就属于晚期肺癌了。所以，如果遇到那些性质不明确，但体积较小的实性结节，需要定期跟踪检查一段时间，以便能够区分它们是良性还是恶性的。

16. 恶性磨玻璃结节的形成机制是什么？

那些长期不消失的肺部磨玻璃结节，基本上都属于早期腺癌的一种，可能是非典型腺瘤样增生、原位癌、微浸润性腺癌或者浸润性腺癌。有研究发现，这些恶性磨玻璃结节的形成，可能跟空气污染和 EGFR 基因突变有关系。比如说，我们吸入了空气中的有毒物质，这些物质会伤害我们的肺泡，引发炎症和修复过程。在这个过程中，可能会诱发干细胞的 EGFR 基因突变，从而导致肺癌的形成。

在亚洲，不吸烟的女性中，EGFR 基因突变的概率可以高达 75% 以上，这就是磨玻璃结节更多发生在不吸烟的年轻女性身上的原因。

那么，为什么磨玻璃结节可以长期保持稳定，不继续恶化，而且治疗效果通常都比较好呢？这是因为它是由单一的基因突变引起的肿瘤，人体的免疫系统比较容易控制它。这跟吸烟导致的肺癌不一样，吸烟导致的肺癌可能会有多种基因突变，这种基因组的混乱使得人体的免疫系统很难监控它，所以它的恶性程度比较高，治疗后也容易产生耐药性。

17. 为什么需要警惕空洞型肺部结节？

在空洞型肺部结节中，有一种壁特别薄的空洞，这种经常被误认为是肺内肺大泡。这样容易造成误诊，延误治疗。

如果 CT 上发现薄壁空洞旁边有磨玻璃成分，那我们要小心，因为这可能是早期肺癌的信号。对于这种早期肺癌，建议尽快进行手术。为什么呢？因为通常情况下，只有当肿瘤细胞破坏了肺泡壁后，才会形成空洞。所以，当肺部结节出现空洞，说明肺泡壁已经遭到破坏，肿瘤可能已经达到了微浸润或者浸润的阶段了。

18. 为什么不要担心新增的肺部混杂磨玻璃结节？

在临床上，很多病人对突然出现的混杂磨玻璃结节感到很担心，其实这种担心是不必要的。因为，恶性的混杂磨玻璃结节通常是从纯磨玻璃结节发展过来的。如果这个混杂磨玻璃结节是恶性的，那么它的前身应该是一个磨玻璃结节。如果对比之前的 CT，发现这个部位原来并没有结节，那么，这个新出现的结节很可能是炎症引起的。通常可以通过抗炎治疗和依靠自身的免疫力来消除它。

19. 肺部结节的 CT 值高低与其良恶性有关系吗？

肺部结节的 CT 值与良恶性之间确实存在一定的联系，但这个联系并不是绝对的，它只能作为我们判断结节性质的一个参考。

首先，CT 值就是反映结节在 CT 图像上密度的一个数值。一般来说，纯实性的肺部结节 CT 值在 50HU—70HU。这个范围内既可能是良性的，比如炎症或淋巴结；也可能是恶性的，比如早期的肺癌。

有研究发现，在做增强 CT 时，肺部结节 CT 值上升超过了 20HU，那它恶性的可能性就相对较大。这种情况下，建议患者增加检查次数或者直接做进一步的穿刺活检。

另外，对于像磨玻璃一样的肺部结节，CT 值在 –472HU 左右时，可能是原位癌；而如果 CT 值再高一些，可能就更倾向于浸润性癌。但是，磨玻璃结节的 CT 值测量受到很多因素的影响，比如结节里面实性的部分有多少、肺泡情况、结节的血管和空泡等，还有扫描的技术等。所以，即使是同一个结节，在不同的情况下测量的 CT 值可能会有很大的差别。

总的来说，虽然肺部结节的 CT 值可以提供一些关于其良恶性的线索，但并不能作为确诊的依据。相比之下，结节的大小、形状以及生长的速度等这些特点，对于判断结节的良恶性更有帮助。

20. 哪些人需要做肺癌体检筛查？

（1）**长期吸烟者**：吸烟是肺癌的主要风险因素之一，对于长期吸烟者，即使已经停止吸烟，也建议进行定期的肺癌筛查。

（2）**年龄较大的人**：肺癌的风险随着年龄的增长而增加。建议 50 岁以上的人进行肺癌筛查。

（3）**有家族史的人**：如果家族中有其他成员患有肺癌，那么个体的患病风险可能会增加。建议这些家庭成员进行定期的肺癌筛查。

（4）**有慢性肺部疾病的人**：患有慢性阻塞性肺疾病、肺结核或其他肺部疾病的人可能有更高的概率患肺癌。

（5）**曾接触过致癌物质的人：**长时间接触石棉、放射性物质或其他致癌物质的人可能有更高的风险。

（6）**居住在空气质量差的地区的人：**长时间生活在空气质量差的地区，会增加患肺癌的风险。

21. 为什么身体健康、生活习惯良好的人也会得肺癌？

首先明确一点，身体健康、生活习惯良好的人患肺癌的风险确实比其他人低，但并不能完全避免。这是因为肺癌的发生与多种因素有关，除了生活习惯和身体状况外，还包括遗传、环境等因素。

遗传因素在肺癌的发生中起着重要作用。有些人可能携带与肺癌相关的基因变异，这会增加他们患肺癌的风险。即使他们身体健康、生活习惯良好，也无法完全避免肺癌的发生。环境因素也是肺癌发生的重要原因之一。空气污染、职业暴露、吸烟等环境因素都可能导致肺部受损，进而引发肺癌。即使一个人生活习惯良好，但如果长期暴露在这些有害环境中，也有可能患上肺癌。

22. 肺癌分为哪些类型？

肺癌大致可以分为两种：小细胞肺癌和非小细胞肺癌。小细胞肺癌虽然只占 15%，但它的恶性程度非常高，就像是一个"坏蛋中的坏蛋"，我们叫它"癌王"。而非小细胞肺癌则占了 85%，它下面又分为几种类型，包括腺癌、鳞癌、大细胞癌和支气管腺瘤。在这些类型中，腺癌是最常见的一种，就像是"坏蛋家族"里的"大哥大"。

随访没负担

23. 肺部结节一定会增长吗?

不是所有的肺部结节都会增长。有些肺部结节可能长期保持不变,而有些可能会缩小。因此,对于肺部结节的监测非常重要,如果发现肺部结节有增长的趋势,就需要进一步检查和治疗。

24. 如何看待肺部结节变大了?

如果你在复查 CT 时发现肺部结节变大了,可能会担心是不是情况变糟了。但其实,有时候结节变大并不一定是真的变大了,可能是其他原因造成的。首先,CT 报告的解读和测量取决于医生的专业知识和经验,不同的医生或医院可能会有不同的看法。其次,CT 的分辨率和层厚也会影响结节大小的测量结果。如果两次 CT 的设置不一样,即使结节本身没变,测量结果也可能不一样。再次,肺部结节本身也可能会变化,但这种变化不一定是坏事。有些结节可能因为炎症或其他原因暂时变大,但之后会变小或保持稳定。

那么,面对这种情况,应该怎么做呢?首先,保持冷静,要意识到结节变大并不一定意味着情况变糟了。其次,可以多问问几位医生的意见,他们可能会有不同的看法和建议。最后,定期复查和监测很重要。通过多次 CT 的结果对比，可以更好地了解结节的变化情况。如果结节确实有持续变大的趋势，那就需要及时治疗，防止情况恶化。

25. 肺部结节没什么症状，所以不用管它吗？

很多人认为，肺部结节通常没有明显的症状，就不需要特别关注或治疗。这种想法并不完全正确。肺部结节可能没有症状，但它们仍然需要被认真对待和及时检查。

虽然没有症状的肺部结节大多数是良性的，但也有少数是恶性的。如果肺部结节是恶性的，不及时治疗可能会导致疾病的进展和恶化，甚至危及生命。

即使肺部结节是良性的，也需要定期随访和观察。因为少数良性结节可能会随着时间的推移而发生变化，比如增大或变性。如果结节发生变化，需要及时采取相应的治疗措施，以避免出现不必要的风险和并发症。

因此，建议大家在发现肺部结节后，既不要过度紧张，也不要轻视它，应该及时就医并进行全面的检查和评估。

26. 所有的肺部结节都需要定期检查吗？

并不是所有的肺部结节都需要定期检查。是否需要定期检查，主要取决于结节的具体情况。

首先，如果肺部结节被医生认为是良性的，并且大小、形态等特征没有显示出恶性转化的可能，医生可能会建议观察一段时间，如果确定是良性的微小结节，就不需要定期检查。

其次，如果肺部结节比较小，但有一些不确定的特征，医生可能会建议进行短期内的定期复查，以便观察结节是否有变化。这样可以及时发现并处理任何异常情况。

另外，对于一些高危人群，如有长期吸烟史、家族肺癌史等，即使肺部结节被认为是良性的，医生也可能会建议定期复查，以确保及时发现并处理异常情况。

27. 肺部结节随访会不会耽误治疗？

在随访过程中，医生会根据结节的大小、形态、生长速度等因素进行综合评估，以判断结节的良恶性。如果结节是良性的，随访可以让我们避免不必要的过度治疗；如果结节有恶性嫌疑，随访可以及时发现并采取相应的治疗措施，避免病情进一步恶化。

总之，既然医生让你随访，那一定是在安全的情况下给出的建议，肺部结节随访并不会耽误治疗，相反，它是一种科学、合理的诊疗方式。

28. 具备哪些特征的肺部结节癌变风险小？

（1）结节边缘规整，无分叶或毛刺。

（2）结节密度均匀，无实性成分。

（3）结节内钙化，说明结节可能是一个老问题或者良性肿瘤。

（4）结节周边结构清晰，没有侵犯胸膜、血管或支气管等结构。

29. 肺部结节随访应该选择做哪一种 CT？

定期检查肺部结节时，选择合适的 CT 很重要。如果是长期跟踪肺部结节的情况，通常会选择低剂量胸部 CT 或者普通胸部 CT。这两种 CT 辐射比较小，但能清楚地看到肺部结节的大小、形状和密度的变化。

如果你是第一次发现肺部结节，或者医生觉得结节可能会变化，通常会选择薄层肺部 CT。这种 CT 扫描得更细，能看到肺部的细节，包括小结节和它们的特点，这样能更好地判断结节的性质和变化趋势。

如果医生怀疑结节可能是恶性的，或者需要更准确地了解结节的情况，会建议你做增强 CT。增强 CT 是通过注射一种能让某些组织变得更明显的药水，来提供更详细的结节信息。如果你的结节在肺的中心，或者有淋巴结肿大，增强 CT 能更好地显示结节和淋巴结与血管的关系。

30. 肺部结节随访能不能用 MRI 代替 CT？

MRI（磁共振）和 CT 都是医生用来查看身体内部情况的工具，但它们工作方式不同，各有各的长处和短处。

对于跟踪观察肺里的结节，CT 通常是更好的选择。这是因为 CT 特别擅长发现和了解这些结节的情况，尤其是那些像磨砂玻璃一样的小结节或者非常小的结节。

MRI 虽然也很好，它不使用辐射，对身体软组织（比如肌肉和内脏）的显示效果很棒，但它在检查肺部时却不是那么给力。因为肺里有很多空气，而 MRI 是靠氢原子核的信号来工作的，肺里的空气让这种信号变得很弱，所以 MRI 检查肺部结节的效果不如 CT。

简单说，虽然 MRI 是个很棒的工具，但对于跟踪肺部结节，CT 还是更合适的选择，MRI 不能代替它。

31. 肺部结节病人抽血检查，肿瘤标志物升高是怎么回事？

当肺部结节病人抽血检查时，如果发现肿瘤标志物升高，表明他们血液里的一种跟肿瘤有关的蛋白质或者细胞碎片比正常人多，但这并不一定意味着病人就有肿瘤。有时候，一些不是肿瘤的病，或者其他正常的身体变化，也可能让肿瘤标志物变多。比如，女孩子在月经期间，因为有很多细胞脱落死亡，肿瘤标志物可能会暂时升高。还有一些良性的疾病，比如肺炎、肺结核、慢性阻塞性肺疾病、肺纤维化等，也可能让肿瘤标志物升高。所以，如果病人的肿瘤标志物只是暂时升高，不用太担心。但如果肿瘤标志物一次比一次高，而其他的检查结果都正常，医生可能会建议做更多的检查，比如 CT、MRI 这样的影像检查，或者取一点组织来做病理检查，以便更准确地了解情况。

32. 如果肺部结节患者怀孕期间做 CT 检查，会有什么后果？

肺部结节患者备孕有哪些注意事项

首先，需要明确的是，除非病情需要，否则怀孕期间是禁止做 CT 检查的，因为 CT 检查对胎儿的影响是存在的，但是影响的程度取决于多个因素，如检查时的胎儿阶段、暴露的 X 光剂量、检查部位等。胎儿在不同的发育阶段对辐射的敏感性不同。例如，在受精后的前两周内，辐射对胎儿的影响呈现"全或无"的特点，即如果辐射剂量足够高以至于造成损害，通常会导致流产；如果胎儿存活，则通常不会出现明显的辐射相关缺陷。然而，随着胎儿的发育，特别是在器官形成期（大约怀孕第 3 周至第 8 周），胎儿对辐射更加敏感，此时的辐射暴露可能导致各种出生缺陷和发育问题。

那么，如果您在怀孕期间做了 CT 检查，应该怎么办呢？首先，不要过度恐慌和焦虑。尽管 X 光对胎儿有一定的影响，但并不是所有的暴露都会导致胎儿畸形或不良妊娠的结局。临床上有非常多的案例，最后没有对胎儿造成影响。当然，还是建议您及时咨询专业医生的意见，了解检查的具体情况以及可能的风险。医生会根据您的情况，给出相应的建议和处理方案。

33. 怀孕期间激素水平的变化会不会促进肺部结节的发展？

在怀孕期间，女性体内的激素水平会发生变化，尤其是雌激素和孕激素会显著升高。临床和分子水平上的新证据表明，致癌物在体内与内源性和外源性类固醇之间存在重要的相互作用，性激素可能通过调节致癌物代谢酶的活性来影响肺癌的发生发展，理论上，怀孕期间激素水平的变化可能会增加肺癌变化的风险。不过，在临床上，目前并没有证据能直接证明怀孕期间激素水平的变化一定会促进肺癌的发展，同时，临床上也观察到很多案例，很多患者怀孕生完小孩之后，肺部结节并没有变化。因此，怀孕期间激素水平的变化对肺癌发展的影响仍需要进一步研究和证实。

34. 当一份关于肺部结节的 CT 报告出现什么字眼时，要注意恶性可能性增加？

(1) 分叶征：结节表面呈现出凹凸不平的分叶状，就像一个个小山丘。这是肺癌的典型表现之一。

(2) 毛刺征：结节边缘出现细小的毛刺状突起，如同针刺一样。这也是肺癌的一个常见特征。

(3) 胸膜凹陷征：结节周围的胸膜出现凹陷，像一个小坑。这可能是肿瘤对胸膜的牵拉造成的。

(4) 空泡征：结节内部出现一个或多个小气泡样的低密度区。这在肺癌中相对少见，但在部分早期肺癌中可以看到。

(5) 血管集束征：结节周围有血管聚集，像一束束的线条指向结节。这可能是肿瘤对血管的侵犯和诱导新生血管形成的表现。

(6) 支气管截断征：支气管在结节处突然截断，不再显示。这也提示肺癌的可能性。

(7) 增强扫描后强化：在进行增强 CT 时，如果结节在注射造影剂后出现明显的强化，可能意味着结节的血流丰富，恶性的可能性会增加。

(8) 结节边缘不规则：如果报告描述结节的边缘不清晰、不规则，这可能是恶性肿瘤的一个特征。良性的结节边缘通常光滑、规则。

(9) 结节密度不均匀：如果结节内部的密度不一致，有些地方更密集，有些地方更稀疏，这可能意味着结节内部有复杂的结构。

(10) 结节增大：与之前的 CT 相比，如果结节明显增大，那么恶性的可能性会增加。

(11) 血管围绕结节：如果 CT 图像显示血管紧密围绕在结节周围，这可能是恶性肿瘤的一个迹象。

（12）纵隔淋巴结肿大：纵隔是胸腔内的一个区域，其中包含淋巴结。如果这些淋巴结肿大，可能是肺癌转移到淋巴结的迹象。

（13）胸腔积液：胸腔积液是肺部周围胸膜腔液体积聚的表现。这可能是肺癌或其他疾病的迹象。

需要注意的是，这些征象并不是绝对的，有些良性结节也可能表现出类似的特征。因此，当 CT 报告出现这些词语时，应咨询专业医生进行综合评估和诊断。

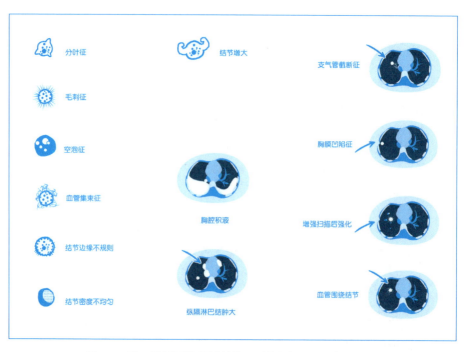

图 7-6 当一份关于肺部结节的 CT 报告出现什么字眼时，要注意恶性可能性增加?

35. 有肺部结节后，会感到胸闷气短吗？

肺部结节大多数不会导致胸闷气短的症状。那么，为什么有些人在查出肺部结节后会出现胸闷气短呢？可能与以下几个因素有关：

（1）**心理因素**：当得知自己可能患有某种疾病时，往往会产生焦虑、紧张等负面情绪，这些情绪可能会导致自主神经功能紊乱，从而引起胸闷气短的症状。

（2）**肺部结节较大或靠近胸膜**：如果肺部结节较大或者靠近胸膜（肺部的外层），可能会刺激胸膜，导致胸闷气短的症状。但是这种情况相对较少见。

（3）**其他肺部疾病**：有些人在查出肺部结节的同时，还可能患有其他肺部疾病，比如支气管炎、哮喘等，这些疾病可能会导致出现胸闷气短的症状。

如果在查出肺部结节后出现了胸闷气短的症状，可以先尝试调整心态，保持轻松愉悦的心情。如果症状持续不缓解或者加重，建议及时就医，进行相关检查，以排除其他可能导致胸闷气短的原因。

36. 磨玻璃结节观察后长大，再手术是不是来不及了？

在临床上，绝大部分的磨玻璃结节都是建议观察的，不建议急于手术，因为观察到变大或者密度增加了再手术和刚刚发现的时候手术，效果基本上是一样的，一般能够治愈。

那么，建议观察的理由是什么呢？就是根据数据，通过观察变大后再做手术的磨玻璃结节当中，98%都是原位癌或者微浸润性腺癌，只有2%是浸润性腺癌。也就是说，100个通过观察后有变化再做手术的磨玻璃结节病人当中，98个基本能够达到治愈。只有2个有复发风险，所以，磨玻璃结节是可以安心随访观察的。

37. 肺部结节病人应怎样随访观察？

每个病人的情况都不一样，肺部结节也有不同类型，所以肺部结节的随访计划应该由胸外科医生根据每个人的具体情况来制订。为了方便理解，下面列出了一些大概的规则，大家可以根据自己的情况对照一下：

（1）实性结节

实性结节一般需要复查2年以上，如果2年都没变化，那基本上就是良性的。

①如果结节小于6毫米，可以一年复查一次；

②如果是6—8毫米，可以半年查一次；

③如果是8—15毫米，建议每3个月复查一次；

④如果结节大于15毫米，建议马上做PET-CT或活检；如果诊断有困难，可以先进行抗炎治疗，2周后复查CT，再决定是否手术；

⑤以上情况中，如果你是吸烟者，要特别警惕小细胞肺癌（一种很厉害的癌症），因为小细胞肺癌一个月内可以长大一倍，所以需要缩短复查的时间间隔。

（2）磨玻璃结节

①如果有发热、咳嗽等感染症状，应该先进行抗感染治疗，然后再复查；

②如果没有症状，不管结节大小，都可以3个月后再复查一次，之后根据情况决定下一次复查的时间。

（3）混合性的磨玻璃结节

①主要看结节里面实性部分的大小，如果实性部分小于 6 毫米，就按照实性 6—8 毫米的结节来随访；

②如果实性部分是 6—8 毫米，就按照 8—15 毫米的结节来随访，以此类推。

38. 观察肺部结节变化，是不是 CT 检查越频繁安全性越高？

CT 检查是有辐射的，过多的辐射可能会促进肿瘤的生长，所以肯定不是越频繁越好。只有在病情需要的时候才做，不需要的时候尽量避免。

那么，多久做一次比较合适呢？我们来了解一下"肿瘤倍增时间"这个概念。倍增时间就是肿瘤体积增大一倍所需要的时间。一般来说，肺癌的倍增时间是 30—400 天。如果小于 30 天，那可能是炎症；如果大于 400 天，那可能是良性肿瘤或者肉芽肿性病变。不同的肺癌类型，倍增时间也不一样，比如肺腺癌倍增时间约 100—300 天（中位值约 180 天），肺鳞癌倍增时间约 80—120 天（中位值约 100 天），小细胞肺癌倍增时间约 20—60 天（中位值约 30 天）。Ⅰ 期肺癌是 212 天，Ⅱ 期肺癌是 119 天。而肺部结节如果是恶性的，多数是 Ⅰ — Ⅱ 期。

当医生看到肺部结节的患者时，他们会初步判断这个结节是高危险、中等危险，还是低危险。如果是高危险的结节，医生通常会建议积极处理，不建议等待观察。如果医生建议 3—6 个月后再来复查，那至少说明这个结节不是高危险的；对于中等危险的结节，医生通常会按照 3—6—12 个月的原则来复查；而对于低危险的结节，医生会建议一年后复查，但如果发现结节长大了，那就需要当作高危险的结节来处理，如果结节没有长大，那就每年复查一次。

39. 为什么就诊时不要带胶片，而要带电子图像？

胸部薄层 CT 检查一般有 400 多张图像，但是胶片冲洗出来的图像往往只有 40 张左右。想象一下，你有一本超级厚的书，里面有 400 多页的精彩故事，但是有人只给你看了其中的 40 页，你是不是会觉得错过了很多精彩情节？这就是胸部薄层 CT 检查和胶片的关系。

现在，如果你拿着这本书的全部内容（也就是电子图像）去找医生，医生就能像阅读完整的故事一样，清楚地看到每一个"章节"（结节）的细节：它们有多少个，有多大，藏在哪儿，是轻描淡写还是浓墨重彩（密度），以及它们和周围的"角色"（血管和其他组织）是怎么互动的。这样，医生就能更准确地判断这些"章节"是喜剧还是悲剧（良恶性）。

如果你没有电子版的 CT，就像是没有那本完整的书，但别担心，有些医院的 CT 报告单上有个二维码。扫一扫这个二维码，就像是打开了故事的隐藏章节，同样可以获取那些重要的细节。

所以，下次去看医生，别带那些只能展示冰山一角的胶片了，带上那个能展示全部故事的 U 盘或光盘，或者那个藏有全部秘密的二维码报告单吧！这样，你和医生就能一起翻开那些重要的"章节"，共同解读你的健康故事了。

40. 几年没有变化的肺部结节能不能确定就是良性的？

如果你的肺部结节几年都没有变化，那么大部分情况下应该是没什么问题的。特别是那些直径小于或等于 3 毫米的实性小结节，大部分都是良性的，可能是肉芽肿或者肺内淋巴结。

对于稍大一点的实性结节（直径大于 3 毫米），如果几年都没有变化，基本上也不会是恶性的，更可能是陈旧的炎症性肉芽肿。但是，还是要小心，因为有一小部分慢性炎症病灶，可能在几年甚至十几年后变成肺癌。所以，如果你的实性结节直径在 10—20 毫米以上，最好每年都做一次检查，看看结节有没有变大。

但是，对于肺磨玻璃结节，即使几年都没有变化，也不能确定它就是良性的。实际上，大部分长期没有消散的磨玻璃结节都是恶性的。这是一种生长缓慢的癌症，可能需要 2 到 3 年才会变大，也可能几年都不变。肺磨玻璃结节中，炎症性的磨玻璃结节可能在几周或几个月内消失，肺泡出血也会在短时间内吸收，只有恶性的磨玻璃结节可能几年都不变。

41. 从基因突变的单个细胞到形成 1 厘米的恶性结节需要多长时间？

从细胞开始癌变到长成 1 厘米的肺癌结节，通常需要经历以下几个阶段：

（1）**细胞癌变**：细胞癌变通常是由细胞核上的原癌基因突变、抑癌基因失活以及一些调控基因缺失等原因导致的。这个过程可能是由基因的不稳定性、基因复制错误或者外部刺激等因素引起的。

（2）**肿瘤形成**：一旦细胞发生癌变，它就会开始不受控制地分裂和增殖。一个癌细胞会分裂成两个，然后是两个变成四个，四个变成八个，以此类推。在这个过程中，癌细胞会不断增殖，形成肿瘤。

（3）**肿瘤生长**：肿瘤的生长速度取决于多种因素，包括肿瘤的类型、位置、患者的年龄和健康状况等。例如，肺腺癌倍增时间约 100—300 天

（中位值约 180 天），肺鳞癌倍增时间约 80—120 天（中位值约 100 天），小细胞肺癌倍增时间约 20—60 天（中位值约 30 天）。倍增时间越短，肿瘤的恶性程度通常越高。

总的来说，从细胞开始癌变到长成 1 厘米的肺癌结节，这个过程通常需要几个月到几年的时间，甚至可能要几十年。每个肺癌患者的情况都不同，肿瘤的生长速度也会有所不同。因此，一旦确诊为肺癌，应尽快进行治疗，以免病情恶化。

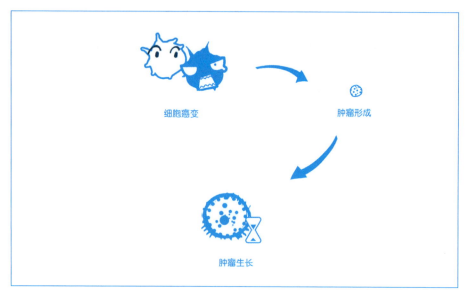

细胞癌变　　　　　　肿瘤形成

肿瘤生长

图 7-7　从基因突变的单个细胞到形成 1 厘米的恶性结节需要多长时间？

42.　肺癌病人治愈的概率有多高？

要搞清楚肺癌的治愈率，得先知道肺癌是怎么分类和分期的。肺癌根据肿瘤的大小、有没有扩散到淋巴结、有没有转移到其他器官，分为 I、II、III、IV 四个阶段，其中 I 期又细分为 I A 和 I B，I A 期还能再分为

ⅠA1、ⅠA2、ⅠA3。下面给大家一些大概的数据，看看不同阶段的肺癌五年生存率（也就是治愈率）是多少：

ⅠA1 期的治愈率可以达到 90%；

ⅠA2 期是 85%；

ⅠA3 期是 80%；

但如果是ⅠB 期，治愈率就降到 70% 了。

到了Ⅱ期，治愈率大概只有 50%。

ⅢA 期是手术的一个关键分界点。

如果到了ⅢB 期，手术效果通常就不太好了。

至于Ⅳ期的病人，也就是那些肺癌已经转移到身体其他地方的，5 年生存率基本上低于 5%。

43. 肺癌病人一般会查哪些肿瘤标志物？

肺癌病人在检查和治疗的时候，医生通常会让他们做一些血液检查，看看里面有没有一些特殊的"标记物"。这些"标记物"就像肿瘤的"指纹"，它们的多少可以告诉医生肿瘤的情况。

肺癌病人常做的"标记物"检查有这几种：

(1) 癌胚抗原（CEA）： 这是一种蛋白质，很多癌症病人的血液里都会有比较多的这种蛋白质。CEA 的多少可以告诉医生，肿瘤是不是在长大或者有没有跑到其他地方去，但它不能告诉医生肿瘤是什么类型的。

(2) 神经元特异性烯醇化酶（NSE）： 这是一种帮助细胞消化糖的酶，主要在小细胞肺癌病人的血液里比较多。NSE 的多少可以告诉医生小细胞肺癌的治疗效果好不好，以及病人的预后会怎么样。

(3) 鳞状细胞癌抗原（SCC）： 这是一种跟鳞状细胞癌有关的抗原，主要在肺鳞状细胞癌病人的血液里比较多。SCC 的多少可以帮助医生监控肺鳞状细胞癌的治疗效果。

(4) 细胞角蛋白 19 片段（CYFRA21-1）： 这是一种跟细胞角蛋白有关的碎片，主要在非小细胞肺癌病人的血液里比较多。CYFRA21-1 的多少可以告诉医生非小细胞肺癌的情况和治疗的效果。

但是，这些"标记物"只是帮助医生了解病情的工具，它们多了并不一定就是癌症，还得看其他的检查结果和病人的具体情况。反之，就算这些"标记物"正常，也不能保证病人就没有癌症。

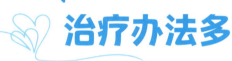 治疗办法多

44. "结节体质"的人应该怎么办?

生活中，有一类人可能在身体的多个部位，如肺部、甲状腺、乳腺等，都容易形成结节，就是所谓的"结节体质"。这种状况的原因尚不完全清楚，但可能与遗传、免疫系统问题或环境因素有关。从中医的角度看，这类人通常具有气郁体质、痰湿体质或血瘀体质。注意以下方面，对预防和改善"结节体质"有帮助：

（1）**调整作息，**保持充足的睡眠，避免熬夜。

（2）**适度锻炼，**如散步、瑜伽、太极等，以增强体质，促进气血运行。

（3）**调理饮食，**避免过多食用油腻、甜腻、辛辣食物，多吃蔬菜水果，保持饮食清淡。

（4）**调节情绪，**保持心情舒畅，避免过度焦虑、抑郁等。

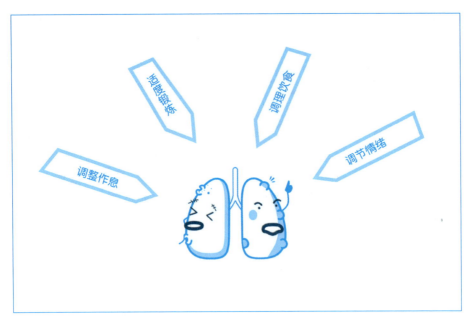

图 7-8 "结节体质"的人应该怎么办？

45. PET-CT 是什么？它在肺部结节评估中的作用是什么？

PET-CT 是一种先进的医学检查，它把两种不同的扫描技术 ——PET 和 CT—— 合在一起使用。

在做 PET-CT 的时候，病人需要打一针特别的药水，这个药水会被身体里的细胞吸收，然后发出一种可以被扫描仪捕捉到的信号。代谢越活跃的细胞信号越强，因为癌细胞的代谢通常比正常细胞更活跃，所以能够帮助医生判断结节的性质。

同时，CT 会用 X 光做出一张详细的身体结构图。把 PET 和 CT 的图像放在一起，医生就能更全面地了解病人的情况。

在检查肺部结节时，PET-CT 特别有用：

（1）**分清好坏：** PET-CT 能看出肺部结节是否癌变，因为癌细胞通常会吸收更多的药水，显示出更强的信号。

（2）**查一查有没有扩散：** PET-CT 能从头到脚检查一遍，看看结节有没有跑到其他地方去。

（3）**帮忙诊断：** 如果光靠 CT 看不清楚这些肺部结节是什么性质，PET-CT 就能提供更多信息，帮助医生做出诊断。

总的来说，PET-CT 是一个强大的工具，能帮助医生更准确地评估肺部结节，决定最好的治疗方法。但是，因为肺里的很多结节都很小，特别是那些像磨砂玻璃一样的小结节，它们的活动性不强，所以并不一定需要做PET-CT。

46. 哪些肺部结节是可以治愈的？

（1）**炎症性结节：** 例如肺炎或肺结核，通过使用抗生素、抗结核药物等，结节可能会逐渐消失。

（2）**结核球：** 结核球是由结核杆菌感染引起的肺部结节，可以通过抗结核药物治疗和手术切除来治愈。

（3）**肺错构瘤：** 肺错构瘤是一种良性的肺部肿瘤，较大的肺错构瘤可以通过手术切除来治愈。

（4）**肺部良性肿瘤：** 例如肺增殖灶、肺平滑肌瘤、肺脂肪瘤等，可以通过手术切除来治愈。

（5）**早期肺癌：** 例如不典型腺瘤样增生、原位癌、微浸润性腺癌等，可以通过手术切除来治愈。

47. 牛、羊、鸡肉和鸡蛋是发物吗？

我们平时说的"发物"，比如牛羊肉、鸡肉、鸡蛋等，大多数都是高蛋白、富含维生素的好食物。对肿瘤患者来说，吃这些食物只有好处，没有坏处。因为这些食物能给身体提供必要的营养，还能增强身体的抵抗力，帮助身体抵抗疾病。选择食材的时候，只要挑新鲜的、卫生达标的，多样化，适量吃，这样对身体才好。至于那些"只能吃碱性食物""发物不能吃"的说法，都是没有科学根据的。

48. 注射免疫球蛋白对消除肺部结节有没有用？

打免疫球蛋白就像给你的身体穿上了一件临时的"防弹衣"，它能帮你的免疫系统暂时变得更强大，从而更好地对付一些病菌和疾病。不过，说到肺部结节，这"防弹衣"就不太管用了。肺部结节怎么治，得看它是什么样的。如果是好的那种，就像身体里的小石头，可能不用动它，只要定期看看它有没有变化就行。但如果是坏的那种，就是肺癌了，得赶紧用手术、放疗或化疗这些更厉害的武器来对付。有时候，医生可能会给你开药吃，来帮助治疗肺部结节，但这些药都是专门对付特定类型的小结节的，和免疫球蛋白不是一类东西。总之，免疫球蛋白是个好东西，但它不是专门用来消除肺部结节的。对付肺部结节，得根据具体情况来制订治疗方案。

49. 注射胸腺肽对消除肺部结节有没有帮助？

胸腺肽是一种由胸腺分泌的蛋白质，它在我们的免疫系统中起着非常重要的作用。就像是身体里的小卫士队长，它帮我们身体的免疫部队——特别是 T 细胞变得更强大，好让我们身体能更好地抵抗病毒和细菌。虽然这个小卫士队长很厉害，但它对付肺部上的小结节可不太灵。

你想啊，肺部的小结节可能有好多种成因，比如感染了、发炎了，或者更糟糕的是，长了个小肿瘤。胸腺肽只能让身体变得更会打架，但它不能直接把小结节打跑。

那怎么办呢？如果发现肺部有小结节，我们要先搞清楚它是怎么来的。如果是感染引起的，就用消炎药或抗生素；如果是肿瘤，就需要手术把它切掉，或者用放疗、化疗等方法。

所以，胸腺肽是个好帮手，但它不是专门对付肺部结节的"魔法药"。对付肺部结节，还是要对症下药。

50. 增强 CT 是不是高清 CT？

增强 CT 和高清 CT 其实是不一样的。增强 CT 就像是给血液加了点颜色，通过注射造影剂，血液越多的地方在 CT 图像上显影越清楚，譬如血管的显影最清楚，另外，因为较大的肿瘤生长较快，供血更加丰富，所以显影也会更加清楚。这样，医生就能清楚地看到个头较大的实性结节的血液供应情况，或者靠近血管的结节，还有淋巴结与血管的关系，帮助判断病情和计划手术。

而高清 CT，也叫薄层 CT，就像是用更清晰的相机拍照，能够更细致地

第七章 常见问题 100 个不用怕

观察到结节的情况。所以，它比普通的 CT 更能帮助医生判断结节的性质，就像是细节显现更清楚的照片，更容易分辨出是什么东西。

51.　肺部结节可以做穿刺确诊吗？

经常有病人会问：既然医生看 CT 不能确定结节是良性还是恶性，那能不能像检查甲状腺或乳腺结节那样，做个穿刺活检来确诊呢？

关于这个问题，我得告诉你，做肺部穿刺得小心考虑。首先，肺里有很多空气，不能用超声波来实时跟踪定位，只能用 CT 来定位。同时，因为我们在呼吸，结节的位置会跟着变动，加上结节本身可能就很小，所以有时候可能穿刺不到结节，导致误诊（假阴性），也就是说，结节其实是恶性的，但因为没穿刺到，结果被误认为是良性的。另外，穿刺可能会伤到血管，引起大出血、咳血、呼吸困难、气胸等严重的并发症。

还有一个原因是，有经验的医生会通过比较 CT 的随访结果来判断结节的性质，这种方法的准确率其实比穿刺活检还要高。所以，虽然穿刺听起来是个直接的检查方法，但在诊断肺部结节时，并不是首选，需要谨慎考虑。

52.　肺部结节能靠吃中药或者偏方消掉吗？

对于第一次发现的磨玻璃结节，大约有 20% 的概率是无症状的炎性结节。这意味着，这些磨玻璃结节，就算不采取任何治疗措施，只靠自己的免疫力，有 20% 的机会是能够自行消失的。所以，除非是医生认为感染比较严重导致的结节，否则通常不需要特别吃药治疗。

对于那些存在了半年以上都没有消失的磨玻璃结节，基本上可以判断它们是非常早期、低度恶性的"小坏蛋"，一般属于非典型腺瘤样增生、原位癌或者微浸润性腺癌。其中，非典型腺瘤样增生和原位癌算是癌前病变，就像是还在"变坏"的过程中的"坏蛋"。想要靠什么偏方或者中药来消除这些结节，基本上希望不大，至少在医生们的观察中还没有发现有效的方法。不过，也不必太担心，这种结节基本上不会对人体健康造成什么影响，只要定期复查，保持关注，不用担心它会突然变坏。

53. 有哪些方法可以代替手术治疗肺部结节？

当病人身体条件太差，没办法耐受手术时，立体定向体部放射治疗和肺部结节射频消融术就被用到了临床上。立体定向体部放射治疗就像是使用高精度的"激光枪"，通过体外照射的方式，把足够多的"子弹"（放射剂量）集中打到肿瘤上，目的是破坏肿瘤细胞，阻止它们繁殖。

在医学界的共识中，立体定向体部放射治疗已经成为早期非小细胞肺癌的重要治疗方法，特别是对于那些不能手术或者不愿意手术的患者，它是首选的治疗方法。

射频消融术则是在 CT 的引导下，把一根带有"电热丝"的针（射频电极）插入肺部结节中，通过电流产生热量，利用热效应直接杀死肿瘤细胞，使它们发生不可逆的损伤或凝固性坏死。这是在临床上治疗肺部结节，除了外科手术之外的另一个很好的选择。

54. 什么是肺部 CT 三维重建?

肺部 CT 三维重建,就像是给肺部拍一张立体的照片,但这张照片不是用相机拍的,而是用 CT 和电脑技术做出来的。想象一下,你去医院做 CT,机器会绕着你的身体转一圈,拍很多张肺部的"照片"。然后,电脑会把这一大堆"照片"拼起来,就像拼图一样,最后变成一个立体的肺部模型。这样,医生就能从不同角度,更清楚地看到你的肺部结构,就像手里拿着一个肺部的 3D 模型一样。这种技术能帮助医生更好地了解肺部的情况,肺部结节的具体位置及其跟周边血管、支气管的关系等。在手术前做模拟,做好手术规划,就像彩排一样,确保手术顺利进行。总之,肺部 CT 三维重建就像是给医生一个立体地图和透视眼,让他们能更清楚地看到肺部的每一个角落,更好地帮助病人进行诊疗。

55. PET-CT 阴性的肺部结节就是良性的吗?

PET-CT 是一种先进的医学检查,可以帮助医生查看身体内部的情况。但是,如果 PET-CT 检查结果显示肺部结节是阴性的,也就是说没有发现异常的信号,这并不意味着肺部结节就一定是良性的。原因有几点:

(1)**肺部结节如果很小**,比如直径在 8 毫米—10 毫米之间,或者是一种叫作纯磨玻璃结节的特殊类型,PET-CT 可能检测不出来。

(2)**有些肿瘤虽然不好**,但它们生长得慢,活跃度不高,可能在 PET-CT 上看起来就像是正常的组织一样。

(3)**另外,PET-CT 使用的是一种叫作 18F-FDG 的物质来帮助发现肿瘤**,但这种物质并不是只有肿瘤才会吸收,一些其他疾病,比如结核或者某些感染，也可能吸收这种物质。

所以，即使 PET-CT 的结果是阴性，我们也不能就此断定肺部结节是良性的，还需要做更多的检查来确定肺部结节的性质。

56. 肺癌的分期和治疗原则有哪些？

医生给肺癌分期的办法有点像给敌人打分，主要看三个方面：敌人的个头（肿瘤的大小，简称 T）、有没有帮手（淋巴结有没有转移，简称 N）、有没有跑到其他地方捣乱（有没有转移到身体其他器官，简称 M）。根据这三个因素，医生会把肺癌分为四个阶段，也就是 I 期（早期）、II 期（中期）、III 期（中晚期）、IV 期（晚期）。治疗的原则也很简单：如果是早期肺癌，就像对付一个小喽啰，直接一刀（手术）解决；到了中期和中晚期，敌人变强了，除了用刀（手术），还得请放化疗、靶向治疗、免疫治疗这些"帮手"一起来帮忙；一旦到了晚期，敌人已经遍地开花，这时候就很难直接动刀了，得想其他办法来对付。

57. 肺癌病人 MRD 检测的作用和局限性有哪些？

微小残留病灶（MRD）检测，我们可以简单理解为在肺癌病人身体里找那些可能还没被完全清除的"小坏蛋"——癌细胞。这些癌细胞虽然少，但很狡猾，可能会让癌症卷土重来。

MRD 检测的好处可不少：

（1）**预测复发风险**：做完手术后，如果 MRD 检测发现还有癌细胞，就说明复发的可能性比较大，医生就会更加关注病人的情况。

（2）**指导治疗：** 它能告诉医生，病人需不需要再做治疗，以及该用哪种方法治疗。

（3）**评估治疗效果：** 如果检测发现癌细胞减少了，那就说明治疗有效。

（4）**决定休息期：** 对于晚期的病人，如果检测显示癌细胞不多了，那他们可能可以暂停治疗，休息一段时间。

（5）**了解癌细胞数量：** 这能帮助医生更清楚地知道病人身体里的癌细胞情况，从而制订更好的治疗方案。

但是，MRD 检测也有它的不足：

（1）**技术还在完善：** 就像新手机需要更新软件一样，MRD 检测技术也还在不断改进，有时候可能会漏掉一些癌细胞，或者误判。

（2）**标准不统一：** 现在还没有一个大家都认可的检测标准，这可能会影响检测结果的准确性。

（3）**预测能力待验证：** 虽然大家都觉得 MRD 检测很有用，但它的预测能力还需要更多的研究来证明。

（4）**费用较高：** 相比于普通的检查，MRD 检测会更贵一些，不是每个医院都能轻易开展。

总的来说，MRD 检测就像是医生手里的一把利器，能帮助他们更好地了解肺癌病人的情况，但也需要我们理性看待它的不足。

58. 在什么情况下肺癌手术后需使用靶向治疗？

肺癌手术后，有些病人可能还需要用靶向治疗来降低癌症复发或转移的风险。这种情况主要发生在非小细胞肺癌（NSCLC）的病人身上，特别是那些基因检测显示 EGFR 突变阳性的病人。

靶向治疗是一种针对特定癌细胞基因突变的治疗方法，相比于化疗，它的副作用更小，对某些病人的效果也更好。比如，对于 EGFR 突变阳性的早中期 NSCLC 病人，使用 EGFR-TKI（如奥希替尼、吉非替尼、埃克替尼、厄洛替尼）作为辅助治疗，可以明显延长他们的无病生存期，特别是奥希替尼还能降低脑转移的风险。

具体哪些病人需要用靶向治疗呢？主要是以下几种情况：

（1）EGFR 突变阳性的 IB 期 NSCLC 病人，手术后可以考虑用奥希替尼辅助治疗。

（2）EGFR 突变阳性的 ⅡA、ⅡB 期 NSCLC 病人，手术后推荐用 EGFR-TKI（奥希替尼、吉非替尼或埃克替尼）辅助治疗。

（3）EGFR 突变阳性的 ⅢA、ⅢB 期 NSCLC 病人，手术后推荐用 EGFR-TKI（奥希替尼、吉非替尼、埃克替尼或厄洛替尼）辅助治疗，其中奥希替尼是首选，因为它能降低脑转移的风险。

但是，也有一些注意事项：EGFR-TKI 辅助治疗最晚不能超过手术后 10 周开始；如果病人已经接受过辅助化疗，可以继续用第三代 EGFR-TKI 奥希替尼辅助治疗，但开始治疗的时间不晚于手术后 26 周；手术后 EGFR-TKI 辅助治疗的时间至少要有 2 年；EGFR-TKI 辅助治疗可以是单独用药，也可以在辅助化疗后进行；如果 NSCLC 还有其他基因突变，目前还没有专家明确地建议是否可以用其他靶向药物进行术后辅助治疗。

59. 肺癌口服靶向药物常见不良反应有哪些？

口服靶向药物的特点是效果好，副作用小，但毕竟"是药三分毒"，常见的副作用包括：

皮肤上可能出现红点或者疹子；

肚子不舒服，可能会拉肚子或者感到疼痛；

口腔里可能会发炎，感觉疼痛；

肝脏功能可能会受到损害；

指甲周围可能会发炎；

血压可能会升高；

有时候可能会导致肺部的问题，比如间质性肺炎。

在服药期间，如果出现了严重的副作用，请及时去看医生。

60. 为什么个别病人，医生已经判断为肺癌晚期，并放弃治疗，却可以长期存活？

个别病人在医生判断为晚期，预期生存期较短的情况下，放弃治疗回家后却能够长期存活，这种现象被称为"自发缓解"或"奇迹恢复"。虽然这种情况非常罕见，但确实存在。以下是一些可能的原因：

（1）**误诊**：在某些情况下，医生可能会误诊病人的病情。例如，某些炎症性病变可能被误认为是肺癌晚期。当病人放弃治疗后，炎症逐渐消退，病情得到改善。

（2）**肿瘤自然消退**：尽管非常罕见，但有时肿瘤可能会自然消退。这种现象无法预测，确切原因也不清楚，可能与免疫系统的反应有关。

（3）**生活方式的改变**：有些病人在放弃治疗后，可能会改变生活方式，如戒烟、增强锻炼、改善饮食等。这些改变可能有助于提高身体的抵抗力，从而减缓肿瘤的生长速度。

（4）**心理因素**：心理因素可能对病人的生存期产生积极影响。有些病人在放弃治疗后，可能会感到一种解脱，从而减轻了心理压力。这种心理状态可能有助于提高病人的生活质量，延长生存期。

（5）**其他治疗方法**：有些病人在放弃传统治疗后，可能会尝试其他非传统的治疗方法，如针灸、草药等。虽然这些方法的有效性尚未得到科学证实，但在某些情况下，它们可能对病人的病情产生积极影响。

总之，自发缓解的情况确实存在，但非常罕见，发生概率极低，而且无法预测。然而，这并不意味着晚期肺癌病人应该放弃治疗。对于晚期肺癌病人来说，积极的治疗效果是明确的，可以提高生活质量和延长生存期，甚至长期存活。

四

手术无压力

61. 肺部结节微创手术后多久可以恢复正常的运动？

肺部结节微创手术后一般都是 1—3 天就可以出院，并可逐渐开始譬如散步、慢跑等轻度运动。一般来说，如果结节位于肺表面，手术相对简单，患者在手术后 2—4 周可以完全恢复。如果结节位置较深，手术创伤较大，恢复时间可能需要 2—3 个月。建议完全恢复后再进行剧烈运动。

62. 肺部结节手术之后会长期伤口疼痛吗，应该怎么处理？

肺部结节手术后，伤口疼痛是一种常见的短期症状。手术后的疼痛通常会在一周到两周内逐渐减轻。然而，在某些情况下，疼痛可能会持续较长时间，这跟手术的复杂性、个人对疼痛耐受度、伤口的愈合情况等因素相关。

以下是一些可以采取的疼痛管理策略：

（1）**按时服用止痛药**：按照医生的指示按时服用止痛药，不要等到疼痛变得严重时才服用。

（2）**按时清洁伤口**：按照医生的指示清洁伤口，防止感染。

（3）**适度运动：**适度的身体活动可以帮助分散注意力，减少疼痛感。但是，如果运动加重疼痛，应立即停止。

（4）**冷热敷：**在疼痛部位交替使用冷敷和热敷，可以缓解疼痛。

（5）**调整姿势：**尝试不同的坐姿和睡姿，找到对伤口压力最小的姿势。

（6）**学习放松技巧：**如深呼吸、冥想、做瑜伽等，可以帮助减轻疼痛。

（7）**物理治疗、针灸等：**对伤口疼痛往往有比较好的治疗效果。

63. 肺部结节病人在手术之前，可以做哪些准备以助于恢复？

在进行肺部结节手术之前，做好充分的准备工作对于手术的成功和术后的恢复至关重要。一般医生会对你的心肺功能进行评估；如果你有基础疾病，医生会为你调整药物和治疗方案；同时会给你一些特殊的术前指导。此外，你自己如果能够做到以下几点，对手术恢复也有非常大的帮助：

（1）**戒烟戒酒：**如果你吸烟或饮酒，请在手术前至少两周停止。吸烟和饮酒都会影响你的肺部健康和伤口愈合速度。

（2）**改善营养状况：**保持良好的饮食习惯，多吃新鲜蔬菜、水果和富含蛋白质的食物，以确保身体在手术前有足够的能量储备。

（3）**进行适当的锻炼：**在手术前，可以进行适量的有氧运动，如散步、游泳等，以提高心肺功能。但请注意，不要在手术前的一两天内进行剧烈运动。

（4）**安排术后照顾：**手术后的前几天，你可能需要家人或朋友的帮助。提前安排好照顾事宜，确保有人陪伴你度过术后恢复期。

（5）**心理准备：**手术可能会让你感到焦虑和紧张。尝试与家人和朋友分享你的感受，或者寻求专业心理咨询师的帮助，以便在手术前保持良好的心理状态。

64. 肺部磨玻璃结节是不是迟早要进行手术？

肺部磨玻璃结节是指肺部 CT 影像上表现为模糊的、云雾状的结节。它们可以是良性的，如炎症、出血、纤维化等，也可以是恶性的，如早期肺癌。

关于肺部磨玻璃结节是否需要手术，这取决于多种因素，包括结节的大小、形状、密度、生长速度以及患者的年龄、健康状况等。

(1) **小于 8 毫米的纯磨玻璃结节：**通常不需要立即手术，可以定期进行低剂量胸部 CT 随访观察。

(2) **大于 8 毫米的纯磨玻璃结节：**如果结节稳定且没有明显恶性特征，可以继续观察。但如果结节增大或出现恶性特征，如分叶、毛刺、血管集束征等，可能需要考虑手术。

(3) **部分实性磨玻璃结节：**这类结节的风险相对较高，尤其是实性成分大于 8 毫米的结节。如果结节持续存在且具有恶性特征，建议尽早手术。

(4) **对于高度怀疑恶性的磨玻璃结节，**如持续存在增大、具有恶性特征等，应及时进行手术治疗。

总之，很多肺部磨玻璃结节是不需要手术的，并不是迟早都要进行手术。

65. 肺部多发结节无法全部切除的情况下，手术应该遵循怎样的原则？

(1) **评估优先级：**根据结节的恶性程度、位置和大小，为每个结节分配优先级。优先处理最可疑、最大或最可能引起问题的结节。

（2）**最大化切除：** 尽可能多地切除可疑结节，特别是那些具有高恶性风险的结节。这有助于降低未来肺癌发生的风险。

（3）**选择合适的手术方法：** 根据患者的具体情况和结节的特征，选择最适合的手术方法，如肺叶切除术、肺段切除术或楔形切除术。

（4）**维护肺功能：** 在手术过程中，尽量保留健康的肺组织，以维护患者的肺功能。这可以通过选择合适的手术方法和精确的切除技术来实现。

（5）**综合治疗：** 对于恶性结节，手术后可能需要结合消融、放疗、化疗或靶向治疗等综合治疗手段，以提高治疗效果和降低复发风险。

（6）**密切随访：** 对于未能切除的结节，需要进行密切的随访观察，以便及时发现并处理结节的变化。

（7）**多学科协作：** 在手术前后，与介入科、肿瘤科、放射科、病理科等多学科专家紧密合作，共同为患者制订最佳的治疗方案。

总之，在面对肺部多发结节无法全部切除的情况时，手术应遵循上述原则，旨在最大限度地切除高风险结节，同时维护患者的肺功能，改善其生活质量。

66. 不同的肺部结节手术方式对肺功能的影响有什么不同？

肺部结节手术的方式确实多种多样，而且它们对肺功能的影响也各不相同。

（1）**楔形切除术：** 这种方式主要是切除包含结节的一小块肺组织。对肺功能的影响相对较小，因为切除的肺组织较少。适用于结节较小、位置较浅的情况。

（2）**肺段切除术：** 切除的是肺的一个段（肺的一部分），这个段里包含了有问题的结节。对肺功能的影响会比楔形切除大一些，但仍然算是较为保全肺功能的手术方式。适用于结节稍大或者位置较深，但仍然局限在一个肺段内的情况。

（3）**肺叶切除术：** 切除整个肺叶，肺叶是肺的一个较大部分。这种手术方式对肺功能的影响相对大一些，因为切除的肺组织多。通常用于结节较大、位置不好或者怀疑有恶性可能的情况。

（4）**全肺切除术：** 切除一侧的整个肺，通常是因为肺部的疾病非常严重。对肺功能的影响非常大，术后患者的生活质量会受到比较大的影响。这种手术方式比较少，只有在其他手术方式不可行或者病情非常严重的情况下才会考虑。

除了手术方式本身，患者的年龄、健康状况、肺功能储备等因素也会导致手术对肺功能的不同影响。

总的来说，楔形切除、肺段切除、肺叶切除对病人的正常生活和运动不会造成太大的影响。全肺切除影响比较大，要慎重。

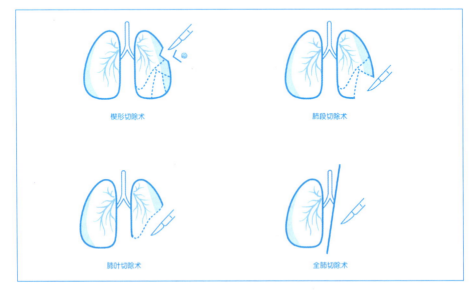

图 7-9 不同的肺部结节手术方式对肺功能的影响有什么不同？

67. 肺部结节微创手术后一定要放引流管吗？

先来了解引流管的作用。

（1）**防止气胸**：部分肺部结节手术过程中可能会导致肺部出现小孔，使得空气进入胸腔并压迫肺部，造成气胸。引流管可以帮助排出这些气体，让肺部重新扩张。

（2）**预防积液**：手术后的创伤和炎症反应可能导致液体在胸腔内积聚，形成胸腔积液。引流管可以排出这些液体，减轻咳嗽和减少感染的风险。

（3）**监测出血**：如果手术后有出血情况，引流管可以帮助观察出血量，并及时采取处理措施。

在临床上，常规会给病人留置一根差不多跟牙签一样细的引流管。不过，因为现在都是微创手术，手术创伤很小，在没有发现明显的气胸、积液或出血，保证安全的情况下，也经常会决定不放置引流管。

所以，肺部结节微创手术后不一定要放引流管。

68. 肺部结节手术时，什么情况下分别选择楔形切除、肺段切除及肺叶切除？

在肺部结节手术中，医生会根据结节的大小、位置、类型以及患者的整体健康状况来选择合适的切除方式，相对来说比较复杂，很难一语概之。通常情况如下：

（1）**楔形切除**：楔形切除是指切除肺组织的一小部分，形状像一片楔子。这种手术方法适用于较小的磨玻璃结节（通常小于 2 厘米），尤其是位于肺边缘或靠近胸壁的结节。楔形切除的优点是创伤较小，恢复较快。

（2）**肺段切除：**肺段切除是指切除肺的一个或多个肺段。每个肺段都有独立的供血和引流系统，因此可以单独切除。肺段切除适用于较大的磨玻璃结节（2—3 厘米）或实性成分较多的结节，或者位于肺实质深部的结节。与楔形切除相比，对于深部结节，肺段切除更容易完整地切除结节，降低复发风险，但手术创伤稍大，恢复时间稍长。

（3）**肺叶切除：**肺叶切除是指切除肺的一个肺叶。肺叶切除通常用于较大的结节（大于 3 厘米），或者位于肺门区、主支气管附近的结节。肺叶切除能完全去除结节，同时淋巴结清扫比较充分，降低复发风险，但手术创伤较大，恢复时间较长。

69. 肺部结节手术后的患者将来还会不会再有新的肺部结节？

这个问题得分情况来看：

（1）**如果手术切除的结节是良性的，**那以后再长结节的机会就跟普通人差不多了，不用太担心。

（2）**如果切除的是那种介于良性和恶性之间的结节，**比如原位癌，那在原地方再长新结节的机会其实也不高，但医生还是会建议你定期复查，确保没事。

（3）**如果切除的是恶性结节，那就得特别小心了。**虽然大部分早期（IA 期）的患者手术后 5 年内都不会复发，但还是有小部分人可能会有复发的风险。特别是手术时发现血管或淋巴管被癌细胞侵犯了，那复发的风险可能会更高。

（4）**还有一个重点是，就算手术部位没长新结节，身体其他部位也可能会长。**这是因为有些人天生就容易长这种结节，跟基因有一点关系。

肺部结节·你不要怕

所以，做过肺部结节手术的朋友，一定要听医生的话，定期复查，这样才能及时发现并处理可能的问题。

70. 女性月经期间可以做手术吗？

肺部结节手术并非紧急情况，所以没必要在月经期间做手术，原因主要有以下几点：

（1）**月经期间，身体的凝血功能会有所下降**，这时候做手术，手术部位的出血可能会偏多一点，不仅影响手术进行，还可能因为出血多引起一些后续问题，比如压迫气道。

（2）**月经期间，身体的免疫功能也会有所下降**，这不利于病情的恢复和手术切口的愈合，还可能导致切口、呼吸系统和泌尿系统的感染，影响患者的恢复。

（3）**月经期间做手术，还会给术后的护理带来麻烦**。比如，留置导尿管可能会不方便，还可能增加尿道感染的机会。

如果有必要在月经期间做手术，医生可能会通过给患者注射黄体酮（一种雌激素）来推迟月经，以便进行手术。

71. 什么是肺部结节的"无管手术"？

目前肺部结节微创手术时，一般情况下需要在全身麻醉下气管插管单肺通气，同时留置尿管和胸管。随着麻醉药物和监护设备进步，"无管手术"成为微创胸外科的一个选择，也就是在手术时不需要气管插管，同时也不插胸管和尿管。

"无管手术"的优点是：麻醉时，只需给予小剂量的药物，患者入睡后，通过氧气面罩、喉罩、鼻咽通气道等无创通气方式，取代气管插管、机械通气，手术全程保留自主呼吸，最大限度减少肺损伤和气道损伤，实现术后生理、呼吸系统快速恢复，减少咽喉疼痛、声带损伤致声音嘶哑等不适。

除了舒适性高和创伤小，提高患者的就医体验外，"无管手术"还可以解决一些传统气管插管手术难以解决甚至不能解决的问题。比如患者有肺气肿，重症肌无力患者不能使用肌松药等。

但不是所有患者都适合"无管手术"，术前要对患者进行详细评估，患者的 BMI 值需要小于 26，预期手术时间也不能太长。

另外，"无管手术"也并不是只有好处没有坏处，"无管手术"如果术中出现意外的话，也会为抢救和处理带来障碍，从而增加手术风险。

72. 全身麻醉会对病人产生什么长期影响？

全身麻醉是一种常见的手术麻醉方式，它可以让病人在手术过程中失去意识和感觉，从而减轻痛苦。然而，许多人担心全身麻醉可能会对身体产生长期的负面影响。到目前为止，研究表明，全身麻醉对大多数人来说是安全的，并不会对健康产生长期的负面影响。当然，每个人的身体状况都是不同的，有些人可能会对麻醉药产生过敏反应，或者在麻醉后出现一些不适的症状，如恶心、呕吐、头痛等。但这些症状通常在手术后很快就会消失。

对于一些特殊的人群，如老年人、儿童、孕妇等，全身麻醉可能会带来一些额外的风险。例如，在极少数情况下，老年人可能会在麻醉后出现认知功能下降，儿童可能会在麻醉后出现行为异常问题，孕妇可能会在麻醉后出现早产等问题。但全身麻醉是在严格控制的条件下进行的，而且只有在极少数情况下才会发生这些风险。

总的来说，全身麻醉是一种安全、有效的手术麻醉方式，它并不会对健康产生长期的负面影响。如果你在手术时需要全身麻醉，你不必担心它会对你造成长期的健康问题。

73. 医生在进行肺部结节手术时，对结节进行定位的方式有哪些？

在进行肺部结节手术时，医生需要精确地找到并切除结节，这通常依赖于一些定位方法：

（1）**CT 定位**：CT 能够清晰地显示肺部结节的位置和大小。一般医生可以通过 CT 图像，找到结节的位置。但因为 CT 是二维的，需要医生有比较好的三维空间想象能力，另外，进行 CT 检查的时候肺是膨胀的，但手术时肺是萎陷的，位置会发生变化，所以对位置比较深的结节，有时候会比较难定位。

（2）**三维重建技术**：它可以把 CT 得到的二维图像转化成三维模型。这样，医生就能更直观地看到结节和周围组织特别是血管的关系，就像看一个立体的肺部模型。

（3）**穿刺定位法**：术前在胸部 CT 引导下，经皮局麻下对肺部结节进行定位穿刺，术中胸腔镜下找到穿刺留置线尾端，施行手术。也可以采用穿刺留置弹簧圈定位，效果相似，准确率较高。

（4）**亚甲蓝染色定位**：有时候，医生会在手术前，在胸部 CT 引导下，经皮局麻下对肺部结节进行定位穿刺，在结节处注射一种叫作"亚甲蓝"

的染料。这种染料可以染色结节周围的组织，使得在手术过程中更容易找到结节。

(5) **电磁导航定位：** 它利用电磁场来引导手术器械到达结节。这种方法的优点是精确度高，可以减少手术时间和风险。

这些定位方式，各有各的优势，具体使用哪种定位方式，医生会根据结节的位置、大小和病人的具体情况来决定，从而更加准确地找到并切除肺部结节。

74. 肺部手术后多久可以活动？

总的来说，肺部手术之后，越早活动对恢复越有好处，一般建议第二天就开始下床活动并进行散步等轻度活动。之后逐步增加运动量，直至肺功能稳定。如果要进行剧烈的活动和重物搬运，通常需要数周到数月的恢复期。

75. 切除的肺能重新长出来吗？

我们的肺是由很多小的气囊组成的，这些小气囊叫作肺泡。当医生切除了肺部的某个区域后，这个区域的肺泡也就被去除了。肺泡本身是不会再生的，这意味着一旦肺泡被切除，它们就不会再长回来。

所以，切除掉的肺组织不会像皮肤那样快速愈合并长出新的组织，但是，正常情况下，我们的肺部功能并未被充分利用，也就是说，大约20%的肺功能在平时是用不上的，手术后，身体会慢慢地适应这种改变，并通过代偿来尽可能地恢复肺功能。这就是为什么术后康复非常重要，它可以帮助你的身体更好地适应这种变化，并尽可能地恢复到接近术前的状态。

76. 肺部结节在哪些情况下需要手术？

大多数结节都是良性的，对于良性或生长缓慢的肺部结节，可以采取观察和等待的策略。只有那些高度怀疑为恶性或增长迅速的肺部结节才需要尽快手术，如以下几种情况：

（1）**在观察的过程中**，如果纯磨玻璃结节比之前变得更大或者更密了；

（2）**混合磨玻璃结节如果大于 8 毫米**，并且经过消炎治疗后没有明显变小或者里面的实性部分增加了；

（3）**实性结节如果大于 8 毫米**，并且边缘不规则、有毛刺、拉扯胸膜、有血管或支气管的迹象；

（4）**实性结节如果直径超过 20 毫米**；

（5）**CT 报告上**如果提到结节可能是肿瘤性的病变或者是高风险的结节。

77. 为什么有的肺部结节建议在术前做 CT 引导下定位？

对于恶性的肺部结节，手术切除是唯一可以彻底治好的方法。有时候，医生会直接安排手术；但有时候，医生会建议在 CT 引导下先对肺部结节进行定位，然后再做手术。这是为什么呢？

因为手术切除的原则是在确保彻底切除病灶的同时，尽量少切除正常的肺组织，以保证病人手术后有较好的生活质量。手术中，医生主要依靠估计结节的解剖位置和用手指探查来定位结节。由于手术中需要让肺塌陷，解剖定位会因为肺塌陷后结节位置变化而产生误差；另外，由于微创手术的切口很小，一些结节位置离切口较远，手指摸不到；还有一些结节位置较深或密度低，手指也难以触及，所以很难准确定位。

当定位不准确时，可能导致手术肿瘤残留、切除过多正常肺组织，或者手术切口变大、手术时间变长。

术前定位就是为了帮助手术医生在手术中顺利找到病灶位置，从而精确切除病灶，保留足够的边缘和更多正常肺组织。目前，最常用的方法是CT引导下的定位针穿刺定位。在特殊的手术室内，患者躺在CT机上，医生通过操作CT找到肺部结节，确定穿刺点，然后在局部麻醉下从皮肤上将定位针慢慢穿刺进入胸腔和肺部，尽量靠近需要定位的结节。当再次进行CT确认定位针位置合适后，释放定位针并在外部固定。有了定位针的指引，手术中的主刀医生可以快速确定结节的位置，从而进行更精确的手术切除。

78. 什么是术中冰冻病理？

术中冰冻病理检测，就是手术医生先把病灶组织切下来，送到病理科。病理科医生把组织放进特殊试剂里，然后放到 –22℃或更冷的机器里冷冻。组织冻硬后，病理科医生会用刀片切出超薄的冰冻组织片。然后，他们会在显微镜下看这些切片，观察组织的细节，判断病灶是良性还是恶性，属于哪种类型。这个过程很快，通常半小时内就能完成，所以手术医生在手术中就能知道结果。

但是，因为术中冰冻病理检测在取材、细胞状态和某些特殊组织（比如骨头）方面有限制，所以它的准确度大概是95%，比术后常规的石蜡病理报告的准确度要低一些。

79. 为什么手术后还要拍胸片？

肺部结节手术就像是给肺部做个小修整，修整过程中可能会有点出血，但手术医生会仔细检查，确保胸腔里没有继续出血才结束手术。手术后，肺部开始活动，可能会让切口处有点渗血，但通常这种渗血不多，人体自己能很快止住。

胸腔镜手术时，胸腔会暂时和外界相通，所以会有一些空气跑进去。

为了确保安全，手术后我们会给患者拍个胸片，看看肺部是否正常扩张，胸腔里有没有积液或积气。如果只是少量积液或积气，患者可以继续正常活动。如果积液或积气比较多，可能需要放个引流管来帮助排出。所以，术后胸片检查是很重要的，它能帮助我们及时发现和处理问题。

80. 机器人手术是机器人主刀还是医生主刀？

机器人手术，就像是一个高科技的"遥控玩具"，由三部分组成：一部分是外科医生坐的控制台，一部分是装着四条机械臂的手术台，还有一部分是高清的成像系统。

机械臂装在手术台上，而控制台可以离手术台很远，甚至可能在千里之外。主刀医生在控制台上动动双手双脚，发出各种指令，比如移动、捏夹、拉扯、打结等，这些指令会通过光纤数据线或网络传输给机械臂，然后机械臂就会按照指令为患者做手术。所以，机器人手术就像是外科医生遥控机械臂来给患者做手术，主刀的还是医生。

和传统的胸腔镜手术相比，机器人手术有几个大优点：它能有效消除人手的自然抖动，让手术更稳定；它有放大、高清、三维立体的成像系统，可以让医生精确地进行切割、止血、缝合等操作；它的机械臂有很多关节，手腕可以 360 度旋转，灵活程度甚至比外科医生的双手还要高。

按现状来看，机器人在复杂的手术方面更有优势，在常规的手术方面，优势并不明显，甚至很多方面还不如传统胸腔镜手术。

81. 肺部结节微创手术需要住院几天？

胸腔镜下肺部结节手术是一种微创手术，住院后一般会经历这么几个阶段：手术前的检查和准备、手术、手术后的恢复。

手术前：需要做一系列的常规检查，比如血液检查（血常规、肝肾功能、凝血功能等），还有胸部 CT、脑部 MRI、心脏和肺功能的检查等。这些检查一般需要一天左右的时间。另外，还需要和医生进行术前谈话，了解手术的风险，并签署知情同意书。

手术当天：一般需要空腹等待手术，手术时间可能短到十几分钟，也可能长达几个小时。

手术后：手术后的第一天就可以开始吃东西了，医生会鼓励患者下床活动。根据恢复的情况，可能会拔掉引流管。如果恢复顺利，手术后的一到三天就可以出院了。

所以，从入院到出院，整个过程大概需要四天，最多一周，但具体的时间还是要根据每个患者的不同情况来决定。

82. 肺部结节的胸腔镜手术应该选择单孔还是多孔？

要弄明白这个问题，我们得先知道什么是单孔和多孔胸腔镜手术。传统的多孔胸腔镜手术，就像是在胸壁上开了两三个小窗户，每个窗户大约 1 厘米，一个是用来放胸腔镜观察的，另外一两个是用来放手术工具操作的。而单孔胸腔镜手术呢，就像是把这几个窗户合并成了一个大约 3 厘米的大窗户，胸腔镜和手术工具都从这个窗户进出。

比起多孔胸腔镜手术，单孔胸腔镜手术有一定优势，比如手术后早期的疼痛通常比较轻，可以减少手术后半年手术区域感觉异常的发生，还能有效缩短患者的胸腔闭式引流时间和平均住院时间。有专家认为，单孔胸腔镜手术比多孔胸腔镜手术更有利于改善患者手术后的各项指标，减轻身体的应激反应和炎症反应，更有利于患者的康复。

但是，单孔胸腔镜手术也有一些局限性。比如，所有的镜子和手术工具都要从一个口子进出，可能会互相干扰；因为视角是单向的，有些后面的组织可能看不清楚，会造成处理困难或者误伤；如果遇到粘连严重或者手术中出血，单孔手术处理起来比较麻烦，可能会增加手术风险；在处理上叶动静脉和支气管的时候，因为角度问题也会比较困难。

多孔胸腔镜手术因为能提供多角度的视野和操作空间，在处理复杂问题时，会更加便利和安全。

总的来说，各有优势，选择单孔还是多孔胸腔镜手术方式，主要是根据病情、手术的难易程度，以及医生的操作习惯和技巧来决定的。

83. 术前患者和家属需要注意什么？

在手术前，患者和家属要做好心理准备，要相信自己能够战胜疾病，保持心情愉快，减少焦虑和不安。要按照医生的建议调整用药，做好全面的检查。

医生会找患者和家属谈话，介绍手术方案，这时候和医生好好沟通是非常重要的。护士会给患者做一些手术前的准备，比如剃毛、抽血、做皮试，还会告诉患者手术前后的注意事项和如何配合。

手术前 8—12 小时，患者就不能吃东西了，手术前 4 小时不能喝水。

手术前半小时，患者需要排空大小便。家属可以准备一些手术后需要用到的东西，比如便盆。

在进入手术室前，患者需要取下所有的假牙、假发、发夹、隐形眼镜、耳环、戒指、手表等物品，不要带任何贵重物品和私人物品进手术室。

家属需要留在医院，以防医生需要和他们沟通病情时找不到人。

患者和家属都需要科学、正确地对待和处理手术前的一切事项。

84. 肺组织切除后，胸腔里空出的地方怎么办？

当我们的肺组织被切除一部分后，别担心胸腔里空出来的那块地儿。要知道，肺就像个有弹性的大气球，虽然它不能自己长回来，但它超级会"占地方"。正常情况下，我们有左肺两小片和右肺三小片，如果切掉一点点，剩下的肺组织就会像吹气球一样，自己鼓起来，把空的地方填满，呼吸还是照样顺畅。因此肺部分切除术对身体的影响也不是很大，仅有少部分人会留下一定的手术后遗症，大部分人是没有太大影响的。但是，当肺组织切除较多时，特别是一侧肺组织完全切除时要慎重，需要仔细评估切除后剩余肺组织的功能代偿情况。如果切除后剩余肺组织的功能代偿能力低，满足不了日常生活的需求，则会发生较为严重的后果。

85. 为什么患者进入手术室的时间比医生说的手术时间长得多？

很多人以为，病人一被推进手术室，手术的大戏就正式开演了，其实，这中间还有好多"幕后工作"呢！大家常说的手术时间，就像是看一场表演，从进场到散场的时间。但医生说的手术时间，那是表演最精彩的部分，也就是从表演正式开始到结束的时间。

想象一下，病人进了手术室，就像是演员进了后台，得先化妆（术前准备）、换衣服（麻醉）、摆好姿势（体位摆放），还得把舞台布置好（消毒铺巾）。这些都准备好了，手术这台大戏才正式拉开帷幕。演完了，还得等观众散场（术后复苏），演员才能回休息室。

所以，病人从进手术室到出来的时间，肯定比医生说的手术时间要长，这可不是因为手术出了啥岔子，而是后台工作也得花时间！家属们别急，耐心等待，只要手术医生没有出来找你，那就说明手术顺利，手术过程没有发生意外；等手术结束后，医生会第一时间来报平安的。

86. 术后为什么会感到恶心想吐？

手术后，有些人会觉得头有点晕，胃里不舒服，想吐，这其实挺常见的。主要是因为手术时用的全身麻醉药，它会让身体有点反应。

要是真觉得头晕、想吐，你可以告诉护士姐姐，让她帮你把止痛的机器（止痛泵）先关掉试试。如果这样还不舒服，医生就会给你开点专门止吐的药。

手术做完当天，因为还不能下床走动，所以如果感觉恶心想吐，记得把头侧向一边，这样吐的时候就不会呛到自己了。

等到开始吃东西或者尝试下床的时候，可能还会有点头晕、想吐的感觉，这时候别怕，鼓起勇气，多试几次。慢慢地，你会发现这些不舒服的感觉会随着你活动的次数增多而减轻，就像雨过天晴一样。

但是，如果这种感觉一直不好，甚至变得更严重了，那就得赶紧告诉医生。医生会根据你的情况，给予准确的判断和合适的治疗。

87. 早期肺癌病人手术后需要忌口吗?

早期肺癌病人在手术后，通常是不需要忌口的，不过我会给以下饮食上的建议。

·需要避免的食物

(1) 刺激性食物： 辛辣、油腻、腌制、熏烤等刺激性食物可能会刺激呼吸道，加重咳嗽或不适感。

(2) 烟酒： 吸烟和饮酒都会刺激肺部，对恢复不利。手术后，病人应该完全戒烟，并尽量避免饮酒。

(3) 高盐食品： 过多的盐摄入可能导致水肿和高血压，不利于术后恢复。

·建议增加的食物

(1) 高蛋白食品： 如鱼、瘦肉、豆类、蛋类等，有助于伤口愈合和身体恢复。

(2) 新鲜蔬菜和水果： 富含维生素、矿物质和抗氧化物质，有助于增强免疫力，促进身体恢复。

(3) 易消化食品： 如粥、面条、蒸蛋等，有助于减轻胃肠负担，促进营养吸收。

·总体建议

早期肺癌病人手术后，饮食应清淡、易消化、营养丰富。

避免食用过于油腻、辛辣、刺激的食物。

增加蛋白质、维生素和矿物质的摄入，以促进伤口愈合和身体恢复。

注意饮食卫生，避免感染。

康复很轻松

88. 肺部结节病人，术后做哪些运动有助于康复？

肺部结节手术后的康复过程中，适当的运动是非常重要的。以下是一些可以帮助你恢复的运动：

（1）**深呼吸和咳嗽**：这是术后最重要的运动之一。通过深呼吸和咳嗽，可以帮助打开气道，防止肺部积液，加速肺部的恢复。

（2）**散步**：在医生允许的情况下，开始进行一些轻度的有氧运动，如散步，可以帮助提高心肺功能，增强体力。

（3）**瑜伽和太极**：这些运动可以帮助你放松身心，改善呼吸，提高身体的灵活性。

（4）**游泳**：游泳是一种全身运动，可以有效提高心肺功能，有助于康复。

请注意，所有的运动都应该在你身体允许的范围内进行，如果你感到不适，应立即停止。

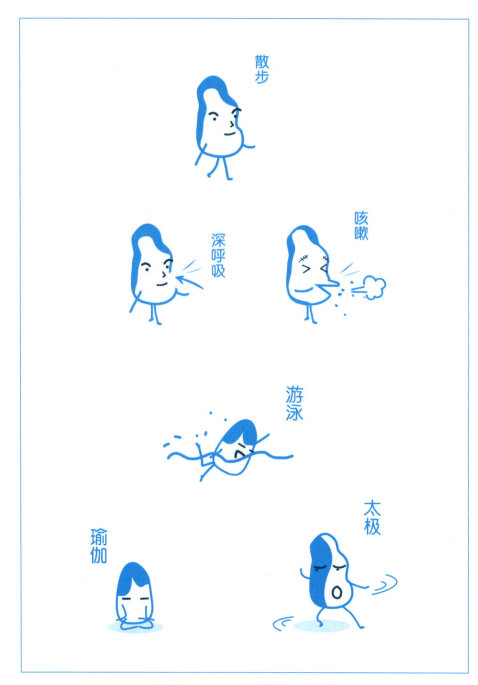

图 7-10 肺部结节病人，术后做哪些运动有助于康复？

89. 肺部结节病人，术后吃哪些东西有助于康复？

（1）**高蛋白食物：** 如鱼、肉、蛋、豆类等，可以帮助促进伤口愈合和肌肉恢复。

（2）**高纤维食物：** 如水果、蔬菜、全谷类食品等，可以帮助促进肠道蠕动，预防便秘。

（3）**高维生素食物：** 如新鲜水果、蔬菜、坚果等，可以帮助提高免疫力，促进伤口愈合。

（4）**高钙食物：** 如牛奶、酸奶、豆腐等，可以帮助增强体质。

（5）**多喝水：** 保持足够的水分摄入可以帮助维持身体的水平衡，促进康复。

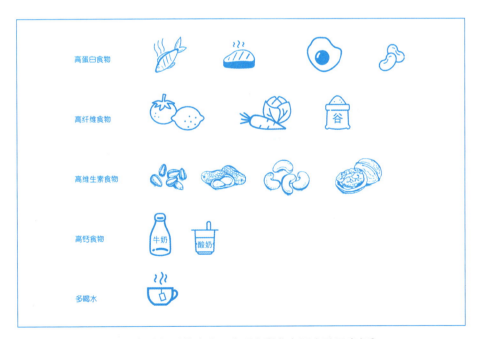

图7-11 肺部结节病人，术后吃哪些东西有助于康复？

总的来说，就是均衡饮食。需要注意的是，肺部结节病人在饮食时应该戒烟限酒，同时避免摄入过多的盐和糖分，以及避免食用油炸和高脂肪食品。

90. 肺部结节病人能不能喝酒？

首先我们应该旗帜鲜明地指出，肺部结节病人不建议喝酒。因为饮酒会刺激呼吸道黏膜，可能引起病情变化。肺部结节可能与肿瘤性疾病、炎症性疾病、结核等有关，这些疾病可能损伤肺部的黏膜，容易发生炎症反应。饮酒通常会刺激上呼吸道的黏膜，可能加重病情。此外，喝酒可能导致毛细血管扩张，影响血管通透性，提高感染肺炎、结核的概率。同时，醉酒呕吐还容易造成误吸，发生吸入性肺炎。因此，肺部结节病人应该养成良好的生活习惯，不要喝酒，不要抽烟，适当运动，多呼吸新鲜空气。

但是，话说回来，喝酒作为一种社交活动之一，有时候很难避免，如果病人的结节是良性的，身体状况比较健康，适量饮酒一般不会对健康产生太大影响。

91. 为什么有些肺部结节患者术后会经常说胸壁慢性疼痛？

虽然胸腔镜微创手术创伤小，大多数病人术后疼痛会很快消失，但还是有个别病人会在手术后好几年都感到胸壁疼痛。

根据研究，大约有 20% 的人在做了肺部结节微创手术后会出现胸壁疼痛。这种疼痛通常是在手术那一侧的胸壁，有的人会觉得像针扎一样，有的人会觉得麻木。这主要是因为在手术过程中，可能会不可避免地损伤到肋间神经和表皮神经。这些神经是从脊柱出发，沿着肋骨方向走到身体前面的。一旦这些神经受损，它们所控制的区域（也就是切口前面和下面的地方）就会出现问题，导致感觉异常和疼痛。皮肤上的针刺感和麻木感是因为表皮神经被切断了，这种感觉可能会持续几个月甚至几年。不过不用担心，神经的修复需要时间，等到神经完全恢复了，疼痛感就会慢慢消失。

如果你在手术后出现了胸壁慢性疼痛，应该怎么办呢？

首先，你要保持积极乐观的心态，相信疼痛会慢慢好转。其次，尽量去做一些自己能做的事情，把注意力从疼痛上转移到康复、生活和工作上；如果疼痛还是很严重，可以适当吃一些止痛药，或者做一些物理治疗。

92. 肺部结节病人手术后能不能去西藏？

西藏地处高原，海拔高，氧气含量低，这对于身体的健康状况要求较高。对于刚刚进行过肺部手术的人来说，可能会面临一些挑战。因为手术后，肺部需要一段时间来恢复其正常的功能，包括气体交换等。在高原环境下，由于氧气含量低，可能会加重肺部的负担，影响恢复。不过，还是有很多肺部结节手术病人可以去西藏的，在决定是否去西藏旅行之前，最好咨询帮你做手术的医生。以下是一些简单的自我测试，可以初步了解自己是否有足够的心肺功能去西藏：

（1）**爬楼梯测试：** 你可以尝试爬楼梯，看看慢慢爬的话，一口气能否爬到 5 楼，爬完之后是否感到呼吸困难或胸部疼痛。如果你在爬楼梯时感到困难，这可能意味着你的心肺功能不足以应对西藏的高海拔环境。

（2）**脉搏测试：** 静坐 5 分钟，然后测量你的脉搏。正常成年人的静息心率应该在 60—100 次 / 分钟之间。如果你的心率过高，这可能意味着你的心肺功能不佳。

（3）憋气测试： 深吸一口气，然后尽量憋住呼吸。如果你能憋住呼吸超过 30 秒，这通常被认为是一个良好的心肺功能指标。

（4）运动测试： 你可以尝试一些有氧运动，如快走、慢跑或骑自行车，看看你是否能够持续运动而不感到过度疲劳或呼吸困难。

当然，这些只是基本的自我评估方法，不能替代医生的专业意见。即使测试结果显示心肺功能良好，你也应该在高海拔地区采取预防措施，如缓慢上升，避免剧烈运动，以及随时注意自己的身体反应。

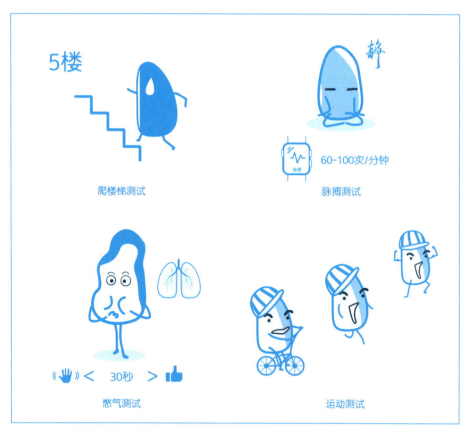

图 7-12　肺部结节病人手术后能不能去西藏？

93. 肺部结节切除后，还需要复查吗？

肺部结节切除后，患者还是需要定期复查的。根据手术切除的肺部结节是良性还是恶性，复查的内容和重要性会有所不同。

如果病理结果显示肺部结节是良性的，那么患者可以每年做一次胸部CT 平扫复查。

如果病理结果显示肺部结节是恶性的，那么术后的复查就更重要了。恶性肺部结节术后复查的目的主要是：①确保手术后相关的组织和器官功能正常，胸腔内没有异常；②确认恶性肿瘤已经被完全切除；③了解癌症是否有复发或转移到其他部位。对于早期恶性肿瘤患者，一般术后第一年和第二年每半年复查一次；第三年开始，每年复查一次。

所以，不管肺部结节的病理结果如何，术后复查都是必要的。定期复查可以帮助我们及早发现异常，判断疾病的进展情况，以及决定后续的治疗方案。

94. 为什么肺部结节手术出院后会出现干咳？

在正常情况下，咳嗽是身体的一种自我保护方式，可以帮助排出呼吸道里的痰液，这对身体是有好处的。在肺部结节手术后，大多数病人的咳嗽都比较轻微，过一段时间就会自己好了。

但是，也有少数病人会出现比较厉害的咳嗽，通常表现为刺激性的干咳，可能有少量白色痰液或者没有痰，通常右肺手术比左肺手术更容易出现这种情况，大多在手术后一周左右开始出现，一个月内最严重，这可能会对病人的生活和休息造成比较大的影响。

这种厉害咳嗽的原因，一般可以归结为以下几点：

（1）**手术后支气管残端受到刺激**。在缝合支气管残端时，使用的钛金属材质的钉仓可能会让气管产生刺激反应，从而引起咳嗽。

（2）**麻醉插管可能会损伤气管黏膜，引发咳嗽。**

（3）**手术可能会损伤迷走神经的传入纤维。**

（4）**手术后气道反应性增高。**

（5）**手术后剩余的肺位置改变，导致气流紊乱。**

（6）**手术后胸腔积液、肺不张、肺部感染等情况。**

一般情况下，可以口服可待因等止咳药来缓解症状。随着支气管残端的炎症反应将钉仓包裹，支气管的瘢痕重塑成熟，胸腔积液吸收及肺部炎症吸收等，咳嗽症状会慢慢缓解或消失。

95. 肺部结节手术之后长期咳嗽应该怎么处理？

一般来说，肺部手术后有个恢复期，肺部需要时间来修复和适应，可能会有一些短暂的咳嗽，这是正常的身体反应。绝大多数肺部结节病人手术后不会有持续的咳嗽。如果术后咳嗽持续不断，或者伴有痰液、胸痛、呼吸困难等症状，首先要排除手术并发症，如肺部感染、肺不张或胸腔积液等，这些情况通过治疗都能够好转。如果没有这些并发症，我们可以采取以下一些措施来缓解：

（1）**保持室内空气湿润**：可以使用加湿器，或者在房间里放一盆水。

（2）**喝足够的水**：保持身体的水分，可以帮助稀释痰液，使其更容易咳出。

（3）**适当的体位**：例如，坐在椅子上，身体前倾，这样可以帮助打开气道，使咳嗽更容易。

（4）**使用药物：**如果咳嗽严重影响生活，可以在医生的指导下使用一些止咳药或者看中医用点中药。

随着时间的推移，咳嗽基本上都能够好转。

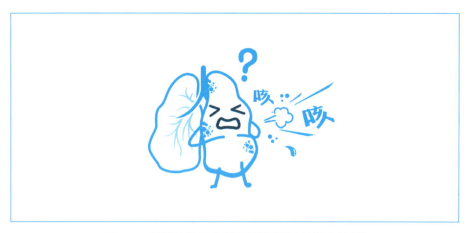

图 7-13　肺部结节手术之后长期咳嗽应该怎么处理？

96. 肺部结节手术后如何进行运动？

肺部结节手术后，运动要慢慢来，别急着做剧烈运动。你可以试试太极、八段锦这些温和的运动，既能锻炼身体，又不会太累。

适量的运动能帮你提高免疫力，让身体更能抵抗病毒和细菌。但是，运动过量就不好了，可能会让你的免疫力暂时下降，这时候病毒和细菌就容易乘虚而入，不利于你术后的恢复。

所以，运动后感觉精神好、不疲劳就可以了，别太拼。为了避免运动过量，你可以注意以下几点：

（1）**运动地点最好选在空气新鲜、阳光充足的地方，**比如户外或者通风好的室内。

（2）**运动时间和频率要合适，**比如一周做三次有氧运动，每次半小时到四十分钟就够了。如果你运动后觉得胸闷、喘不过气，那就是运动过量了，得减轻点强度。

（3）**运动后要洗澡、换衣服，减少感染的机会。**

（4）**如果你感冒、发烧了，就别运动了，**先治病，好了再慢慢恢复运动，强度也要适当降低。

97. 肺部结节术后复查又发现新的结节怎么办？

如果做完肺部结节的手术后，在复查时又发现了新的结节，这可能是新长出来的良性结节，比如感染造成的，但也有可能是癌症复发或者转移，甚至是新发的原发性肺癌。我们需要考虑几个关键点：

（1）**原来的结节是什么性质**

如果原来的是良性结节，那切掉后就不会再长出来了。

如果是癌前病变，通常也不会复发或转移。

但如果是恶性的，那就要小心可能会有复发的风险。早期肺癌的复发或转移风险在 8% 到 32% 之间，随着期数的增加，这个风险还会增大。

（2）**新结节的特征**

肺部有可能出现多个原发癌，这与个人的免疫系统和体质有关。

如果是复发，新的结节通常会长在手术的附近位置。

如果是转移，结节通常会是多个，大小不一，边界清晰，圆圆的，多长在肺部的外围。

（3）**应该怎么处理**

如果是新长的良性结节，就继续观察或者对症处理。

如果是新发的原发性肺癌，可以考虑再次手术。

如果是癌症转移，要看是单个还是多个。单个的还可能进行手术，多个的话就要考虑化疗、放疗或者用靶向药物、免疫治疗等方法。

总之，发现新的结节不用太慌张，要听医生的建议，根据具体情况来制订下一步的治疗计划。

98. 肺部结节不同的病理类型预后怎么分析？

肺部结节的病理类型确实能告诉我们它的"未来走向"或者说是预后。简单来说，肺部结节可以分为三大类：好的（良性结节）、可能变坏的（癌前病变）和已经变坏的（癌性结节）。

(1) **良性结节**：这些就像是肺里的"小淘气"，但大部分是"好孩子"。它们要么是炎症、感染留下的"疤痕"（如炎性肉芽肿），要么是肺里长的小瘤子（如硬化性肺泡细胞瘤），但大多不会变成癌。处理好了，它们就不会再捣乱，也不会复发或跑到其他地方去。

(2) **癌前病变**：这些就像是"走在变坏路上的小坏蛋"，但还没真正变坏。主要包括非典型腺瘤样增生和原位癌等。如果早点发现，早点切掉，就能阻止它们变成真正的癌，预后很好，就像没发生过一样。

(3) **癌性结节**：这些就是已经变成癌的"坏家伙"了。最常见的类型是腺癌，但也有鳞癌和神经内分泌癌等。腺癌里面又分好几种，有的比较"懒"（如微浸润癌），切了就好，预后很好；有的比较"凶"（如浸润性癌里的实体型和微乳头型），但即使这样，早期发现、早期治疗，大部分患者也能活得很长。鳞癌和神经内分泌癌一般长在靠近肺门的地方，一般不表现为单个周边的结节，但早期手术效果也不错。

总之，肺部结节的病理类型很重要，它决定了我们怎么对付它，以及它未来的"表现"会如何。所以，一旦发现肺部结节，一定要找医生好好看看，搞清楚它的"真面目"。

99. 早期肺癌病人术后要不要做基因检测？

早期肺癌患者术后是否需要进行基因检测，主要取决于患者的病理类型、不同阶段和经济条件。

首先，我们了解一下基因检测是什么。

简单来说，它就是通过查看你的 DNA 来了解你的身体是否有一些特殊的基因变异。这些变异可能会影响你对某些药物的反应，也可能会影响疾病的进展。

那么，早期肺癌病人术后做基因检测有哪些作用：

（1）**指导后续治疗**：如果基因检测显示你有某种特定的基因变异，那么医生会根据你的病情，可能会建议你接受一种特殊的药物治疗，这种药物专门针对那些有特定基因变异的病人。

（2）**预测病情发展**：有些基因变异可能会让癌症更容易复发或者转移到身体的其他部分。通过基因检测，我们可以更好地了解你的病情，从而制订更合适的治疗方案。

（3）**帮助理解病因**：有时候，我们并不知道为什么会得肺癌。基因检测可以帮助我们发现可能的病因，比如家族遗传等因素。

（4）**参与临床试验**：如果你的基因检测结果表明你有某种特殊的基因变异，你可能会被邀请参加一些针对这种变异的临床试验。这些试验可能会提供一些新的治疗方法，帮助你更好地控制疾病。

总的来说，基因检测是一个非常有用的工具，它可以帮助我们更好地理解和治疗肺癌。但是，每个人的情况都是不同的，对于绝大多数浸润性腺癌患者，如果经济条件允许，医生会建议你进行基因检测；对于病理类型为原位腺癌或微小浸润性腺癌的患者，由于复发风险低，从指导后续治疗的角度来看，通常不需要进行基因检测，而从评估预后、预测疗效和监测复发方面考虑，基因检测则有一定的参考、科研价值。

总之，肺癌患者术后是否进行基因检测，需要根据个人情况和医生建议来判断。

100. 有高复发风险因素的早期肺癌，术后是否需要靶向治疗？

早期肺癌患者在手术后，通常不需要进行靶向治疗，因为早期肺癌复发概率比较低，另外靶向治疗可能会带来不必要的副作用。然而，对于以下具有高复发风险因素的早期肺癌患者，医生可能会建议进行靶向治疗。

(1) **肿瘤较大**，接近 3 厘米。

(2) **脉管癌栓**：癌细胞侵犯血管。

(3) **气腔内播散**：癌细胞在肺泡内扩散。

(4) **微乳头或实体型成分**：肿瘤的病理类型。

(5) **Ki67 数值高**：细胞增殖活跃。

(6) **淋巴结较大**，但因为客观因素未进行淋巴结取样或清扫。

对于这些具有高复发风险因素的早期肺癌患者，如果年龄较轻且治疗意愿强烈，同时基因检测结果提示有特定基因变异能够匹配到靶向药物，医生可能会与患者充分沟通后，进行靶向治疗。

关于鼓槌指和肺癌
的真相